U0238773

医万个为什么——全民大健康医学科普丛书

鼻息耳语聊健康

——耳鼻咽喉疾病科普问答

胡三元 总主编

李学忠 雷大鹏 主 编

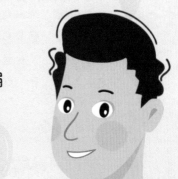

山东大学出版社

SHANDONG UNIVERSITY PRESS

·济南·

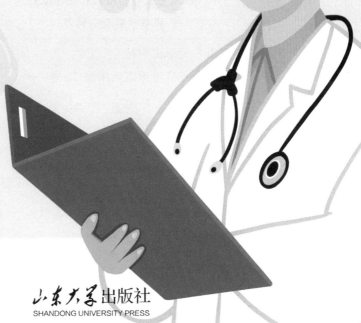

图书在版编目(CIP)数据

鼻息耳语聊健康：耳鼻咽喉疾病科普问答 / 李学忠，雷大鹏主编. -- 济南：山东大学出版社，2024.6.
(医万个为什么：全民大健康医学科普丛书 / 胡三元主编). -- ISBN 978-7-5607-8098-6

Ⅰ. R76-44

中国国家版本馆 CIP 数据核字第 2024VJ6063 号

策划编辑　徐　翔
责任编辑　蔡梦阳
封面设计　王秋忆
录　　音　孙　钰

鼻息耳语聊健康

BIXI ERYU LIAO JIANKANG

——耳鼻咽喉疾病科普问答

出版发行　山东大学出版社
社　　址　山东省济南市山大南路 20 号
邮政编码　250100
发行热线　(0531)88363008
经　　销　新华书店
印　　刷　济南乾丰云印刷科技有限公司
规　　格　720 毫米×1000 毫米　1/16
　　　　　11 印张　195 千字
版　　次　2024 年 6 月第 1 版
印　　次　2024 年 6 月第 1 次印刷
定　　价　68.00 元

《鼻息耳语聊健康——耳鼻咽喉疾病科普问答》
编委会

闫　涛　山东大学齐鲁医院

李　晓　山东大学齐鲁医院(青岛)

李　腾　威海市妇幼保健院(青岛大学附属市立第二医院)

李延忠　山东大学齐鲁医院

李泽晶　山东大学齐鲁医院(青岛)

李秋红　山东大学齐鲁医院

何海贤　山东大学齐鲁医院

谷少尉　山东大学齐鲁医院

含　笑　山东大学齐鲁医院

邹娟娟　山东大学齐鲁医院

张　泰　济南市妇幼保健院

张　滨　山东大学齐鲁医院

张自伟　山东大学齐鲁医院

陈为亮　山东大学齐鲁医院

陈东彦　山东大学齐鲁医院

金　敏　山东大学齐鲁医院

段　晨　山东大学齐鲁医院

侯　凯　山东省立医院菏泽医院(菏泽市立医院)

侯　波　山东大学齐鲁医院

秦丛丛　平原县第一人民医院

夏同良　山东大学齐鲁医院

钱　晔　山东大学齐鲁医院

徐佳宁　山东大学齐鲁医院

曹晟达　山东大学齐鲁医院

梁程程　山东大学齐鲁医院

韩学峰　淄博市中心医院

雍　容　山东大学齐鲁医院

秘　书　付　强　山东大学齐鲁医院

插　图　房雅婷　山东大学齐鲁医院

　　　　刘秋怡　山东大学附属中学

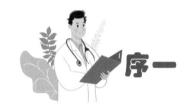

新时代医者的使命担当

—— 为百姓打造有温度的医学科普

党的二十大报告指出，人民健康是民族昌盛和国家富强的重要标志，要把保障人民健康放在优先发展的战略位置，完善人民健康促进政策。

"科技创新、科学普及是实现创新发展的两翼，要把科学普及放在与科技创新同等重要的位置。"习近平总书记这一重要论述，为新时代医者做好医学知识普及工作指明了前进方向、提供了根本遵循，那就是传播健康理念，力求让主动健康意识深入人心。

"科普，从病人中来，到百姓中去。"山东省研究型医院协会响应国家"全民大健康""科普创新"等一系列战略规划，借助实力雄厚的专家团队，在山东大学出版社的牵头下编纂的"医万个为什么——全民大健康医学科普丛书"问世了。丛书以向人民群众普及医学科学知识，提高全民科学素养和健康水平为根本宗旨，不仅可以在人们心中种下健康素养的种子，还能将健康管理落到实际行动上，让科普成为个人的"定心丸"，成为医生的"长效处方"，进而成为全民大健康的"防护网"。

传递医学科普，是一种社会责任。医道是"至精至微之事"，习医之人必须"博极医源，精勤不倦"，此为专业之"精"；有高尚的品德修养，以"见彼苦恼，若己有之"感同身受的心，策发"大慈恻隐之心"，进而发愿立誓"普救含灵之苦"，这是从医情怀。有情怀，才有品位；有情怀，才有坚持。国际上，很多医学大家也是科普作家。例如哈佛医学院教授、外科医生阿图·葛文德所写的《最好的告别》，传递出姑息治疗的新思路。世界著名的顶级学术期刊《自然》(*Nature*)《科学》(*Science*)创立之初,就秉持科普色彩,直至今日,很多非专业读者仍醉心其趣味性和准确性。在我国,越来越多的医学专家和同仁也开始重视科普宣教,经常撰写科普作品,参加科普访谈,助力科普公益活动,引领大家的健康生活理念,加强疾病预防。

杏林春暖,有百姓健康相托,"医万个为什么——全民大健康医学科普丛书"创作团队带着一份责任和义务,集结100多个医学专业委员会,由百余位医学名家牵头把关,近千名医学一线人员编写,秉持公益科普的初心和使命,以心血成此科普丛书。每一本书里看似信手拈来的从容,都是医者从医多年厚积薄发的沉淀。参与创作的医者们带着情怀和担当参与到这项科普工程中,他们躬身实践、博采众长、匠心独运,力求以精要医论增辉杏林。

创作医学科普,是一种专业素养。生命健康,是民生大事。医学科普,推崇通俗,但绝不能低俗。相比于自媒体时代各种信息、谣言漫天飞的现象,这套丛书从一开始的定位就是准确性和科学性,绝不可有似是而非的内容。在内容准确性和科学性的基础上,还力求语言通俗易懂。为此,本系列丛书借鉴"十万个为什么"科普丛书,采取问答形式,就百姓关心的健康问题答惑释疑,指导人们如何科学防治疾病。上到耄耋老者,下至认字孩童,皆能读得懂、听得进,还能用得上,力倡"每个人是自己健康第一责任人"。

推广医学科普,是一种创新传播。科普,不是孤芳自赏,一定要能够打动人心、广泛传播。这就要求有创新、有温度的内容表达方式和新颖的传播形式。内容上,本套丛书从群众普遍关心的问题出发,突出疾病预防,讲述一些常见疾病的致病因素,让读者了解和掌握疾病的预防知识,尽量做到不得病、少得病,防患于未然。一旦得了病,也能做到早发现、早确诊,不贻误病情和错失救治良机。在传播方式上,为了方便读者高效利用碎片化时间,也为了让读者有更多获取健康知识的途径,本套丛书在制作时把每部分内容都录制成音频,扫码即可听书。为保证科普的系统性,丛书以病种划分为册,比如《心血管疾病科普问答》《内分泌与代谢疾病科普问答》《小儿外科疾病科普问答》等,从而能最大限度地方便读者直截了当地获取自己关心的科普内容。最终形成的这套医学科普丛书既方便读者查阅,又有收藏价值,还具有工具书的作用。

　　坚守医学科普，还需要有执着的精神。医学科普的推广、普及并非一日之功，必将是一项长期性、系统性的工程，我们将保持团队的活力和活跃性，顺应时代发展，不断更新知识，更好地护佑百姓健康。

　　这样一群有责任、有情怀、有坚守、有创新的杰出医者为天下苍生之安康所做的这件事，看似平凡，实则伟大。笔者坚信，他们在繁忙的临床、科研、教学工作以外耗费大量心血创作的这套大型医学科普丛书，必将成为医学史上明珠般的存在。不求光耀医史长河，但求为百姓答疑解惑，给每一位读者带来实实在在的健康收益。

中国工程院院士　张运

2023 年 4 月

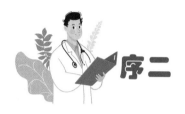

让医学回归大众

欣闻"医万个为什么——全民大健康医学科普丛书",这套由近千名医学领域专家和临床一线中青年医务人员撰写完成的丛书即将付梓,邀我作序,幸何如之。作为丛书总策划、总主编胡三元教授的同窗挚友,能先一睹著作,了解丛书撰述缘由,详读精心编写的医学科普内容,不禁感叹齐鲁医者之"善爱之心"及医学科普见解之独到。

庞大的丛书作者背后是民生温度。从医三十多年,我始终认为大众健康素质和健康意识的提高,是健康中国建设的重要内容。作为医生,应该多写科普类文章,给老百姓普及健康和医学知识,拉近与人民群众的距离,让科普成果切切实实为百姓带去健康福祉。

执好一支笔,写好小科普

医疗是一个专门的领域,由于人体的复杂性,注定了疾病本身往往是非常复杂的。虽然自19世纪以来,医学随着科学技术的现代化而飞速发展,人类攻克了很多疾病,但仍有许多疾病严重威胁着人类健康及生活质量。

医防融合是一个老话题,但不应只定格在诊室,还要延伸到诊室外,让医学科普知识融入百姓的日常生活,成为百姓的家居"口袋书",对防病更能起到重要作用。

普通民众的医学知识毕竟有限,在生活水平日益提高的当下,健康无疑是最热门的话题之一,可很多民众的防病及治病方式存在诸多误区,有些方法甚至还有害无益。

得益于互联网传播和智慧医疗的日益发达，许多执业医师走上了科普道路，为民众普及健康常识，提高全民的健康素养。创作医学科普对大众健康有利，而对医者而言，也能丰富自己的知识，精细化自己的思维，在医学求知路上不断前进。"医万个为什么——全民大健康医学科普丛书"作为科普知识的大集锦，依托山东省研究型医院协会雄厚的专家团队，凝聚起了近千名专家和中青年医学骨干力量，掀起"执好一支笔，写好小科普"热潮，在新世纪的今天，可谓功不可没，意义深远。

编好一套书，护佑数代人

科普不仅能够预防疾病的发生，很多已经发生的疾病也能够通过科普获得更好的预后。从这个意义上说，医生做科普的意义绝不亚于治病。从落实健康中国战略，到向世界发出大健康领域的"中国之声"，在疾病防治上，我国医者贡献了不少中国智慧和中国方案。

"医万个为什么"脱胎于我们小时候耳熟能详的"十万个为什么"科普丛书，初读就觉得接地气、有人气。丛书聚焦的问题，也全部是与百姓息息相关的疾病疑难解答，全面、权威、可信、可靠。

尤让我耳目一新的是这套丛书创新性地采取了漫画插图以及音频植入的方式，相比单纯的文字阅读，用画图和语音的方式向读者介绍，会更直观。很多文字不易表达清楚的地方，看图、听音频会一目了然、一听而知，能切实助推健康科普知识较快为读者所掌握，不断提升大众对健康科普的认同感，相信丛书出版后，也会快速传播，成为百姓口口相传的"健康锦囊"。

凝聚一信念，擘画大健康

一头连着科普，一头连着百姓；一头连着健康，一头连着民生。

毫无疑问，"医万个为什么——全民大健康医学科普丛书"的编者们举山东之力，聚大医之智，以"善爱之心"成此巨著，已经走在了医学科普传播的最前沿，该丛书在当代医学科普领域堪称独树一帜之作。

我也殷切希望，医者同仁能怀赤子之心，笔耕不息，医防融合，不断践行"让医学回归大众"的使命,向广大人民群众普及医学知识。期待本丛书成为护佑百姓健康的"金字招牌",为助力健康中国建设做出应有贡献。

最后,向山东省研究型医院协会及各位同仁取得的成绩表示钦佩,并致以热烈的祝贺。

中国工程院院士 宁光

2023 年 5 月

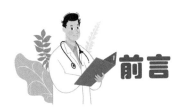

前言

　　耳鼻咽喉头颈外科疾病是人类的常见病、多发病。随着环境污染的加重、人们生活压力的增大，该科疾病的患病率在我国呈逐步增高的态势。由于耳、鼻、咽、喉等器官解剖结构难以观察，且部分疾病初始症状较轻，难以引起人们的重视，容易造成该科疾病的拖延或不当治疗，给患者造成肉体与精神的痛苦，也增加了对医疗卫生资源的占用。因此，加强对耳鼻咽喉头颈外科疾病的科普，对提升人民群众平均寿命、生活质量和满足人民群众不断增长的医疗服务需求，具有十分重要的现实意义。

　　本书采用一问一答的形式，以较为直白和简洁的语言，配合多幅彩色插图，针对生活中较为常见的耳科、鼻科、咽喉头颈、睡眠呼吸障碍等方面疾病的发病原因、检查及治疗方法等进行了介绍，也对耳鼻咽喉头颈外科的相关保健、手术麻醉等问题进行了科普。本书涵盖了生活中大多数常见的耳鼻喉疾病，将较为晦涩难懂的耳鼻咽喉头颈外科专业知识转化为较为直白易懂的语言，使普通读者更易理解，并可有效帮助患者早发现、正确治疗相关疾病，提升健康水平。

　　参与编写本书的各位编者均工作于临床一线，编写过程中参考了国内外权威书籍、临床指南、论文等，结合自身经验，力求做到准确与实用。因本书编写时间有限，错误与不足之处在所难免，恳请广大读者指正，以便本书及时修订、完善，发挥其应有的作用。

李学忠　曹大鹏

2024 年 5 月

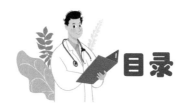

目录

认识我们的耳朵

外耳疾病相关知识

中耳疾病相关知识

听力保护相关问题

助听器相关问题

人工耳蜗植入相关问题

眩晕相关问题

认识我们的鼻子

咽喉头颈外科学

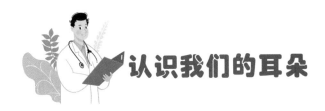

认识我们的耳朵

外耳疾病相关知识

1.新生儿出生后发现耳廓畸形该怎么办?

孩子出生后,家长发现其耳廓大小、形状有异常,或者双侧耳廓不对称,这都可能是存在先天性耳廓畸形。根据耳廓是否有皮肤和软骨的缺损可分为两大类,即耳廓结构畸形与耳廓形态畸形。耳廓结构畸形主要为小耳畸形,常合并外耳道畸形和中耳畸形,是孕期5~9周胚胎发育异常导致的。耳廓结构畸形的患儿,耳廓组织不完整,可以伴有耳道的狭窄或者闭锁,多数还会合并中耳异常,影响听力。而耳廓形态畸形更为常见,包括招风耳、环缩耳、杯耳、垂耳、隐耳、猿耳等不同类型,可能与孕期施加在耳廓上的内/外压力或耳部肌肉发育异常等因素相关。耳廓形态畸形的患儿,仅以耳廓的变形为主要表现,一般不会影响听力。

家长发现新生儿耳廓畸形时,应尽早在医生的帮助下判断畸形的程度、类型和听力情况,及时矫正外耳形态,必要时进行听力干预。

2.耳廓畸形会影响听力吗?

耳的主要功能是感知声音,在人类进化的过程中,形成了外耳、中耳、内耳三个部分。外耳包括耳廓和外耳道两部分,分别具有收集、传递声音的作用。耳廓的外形改变会直接影响美观,但不一定影响听力。当耳廓畸形与外耳道的狭窄、闭锁同时发生的时候则可能对听力造成较大影响,特别是外耳道闭锁时。一般来说,耳廓外形异常的程度与外耳道和中耳的结构异常相关,耳廓外形与正常差异越大,合并其他畸形的可能越大,影响听力的可能也越大。这时需要在医生的帮助下,尽早完善检查,确定下一步的干预策略。

3.如何治疗耳廓畸形?

对于耳廓形态畸形,可在患儿新生儿期,也就是出生后 1 个月内,采用耳廓矫形器进行无创矫正,多数可以避免手术治疗。

对于耳廓结构畸形的患儿,需要首先评估其缺损程度和听力情况。耳廓外形的问题,一般要等到孩子 6 岁左右耳廓发育到接近成人大小后,通过手术修复。如果同时存在外耳道狭窄、闭锁,以及听力问题,发生在一侧时一般不影响语言学习;而发生在双侧时,应在患儿出生后 6 个月时让其佩戴特殊的骨导助听器提高听力,以获得良好的语言学习条件。随后逐年复查,当患儿年龄超过 6 岁,身高超过 120 厘米以后,可先通过手术整复耳廓外形,再根据需要改善听力。

4.什么是"耳仓"?

有的人耳前上方会有一个小孔,通俗称为"耳仓"。有些没有特殊症状,有些可以不时出现流水或分泌物,并带有臭味,还有些会出现红肿疼痛。"耳仓"在医学上称为先天性耳前瘘管,是胚胎时期发育不全形成的瘘管和窦道,也是常见的外耳遗传性疾病。耳前瘘管不发炎时,可以不用治疗;一旦出现红肿,容易反复发炎,需要在控制好炎症后尽早手术切除。

5.耳前瘘管发炎了应该怎样处理?

耳前瘘管发炎是指瘘口周围红肿疼痛,通常是因为细菌导致瘘管感染造成的。如果炎症比较轻,仅表现为轻度肿痛和分泌物增多,可以用酒精清理瘘口,保持通畅,但不要用力挤压,以免感染向周围扩散。如果炎症控制不好,红肿范围增大,疼痛加重,可能会形成脓肿,需要在医院进行脓肿切开引流,在炎症控制好之后,可进行手术切除耳前瘘管。

6.打耳洞后周围出现"硬疙瘩"该怎么办?

打耳洞后周围出现的"硬疙瘩"通常是瘢痕疙瘩,一般质地较硬、表面光滑,呈肤色或粉红色,部分患者会伴有疼痛和瘙痒。这主要是由于患者打完耳洞后,局部纤维组织过度异常增生所形成的,通常与患者的瘢痕体质有关,也与打完耳洞后局部感染有关。如果合并感染,需及时进行抗感染治疗,可口服抗生素或局部涂抹抗生素软膏。如果是早期的增生性瘢痕或瘢痕比较小,可以用去疤药物进行涂抹治疗或者局部注射长效激素进行封闭治疗,抑制瘢痕形成;如果瘢痕疙瘩比较大,药物效果不理想,需行手术切除,术后 24 小时内及时行局部放疗,主要是低剂量的直线加速器放射治疗,也可以手术切除后定期行局部长效激素注射。瘢痕疙瘩容易复发,药物治疗效果较差,一般以手术结合放疗或局部注射为主,治疗后都需要长期随访。

7.频繁打耳洞有什么危害?

生活中许多人会选择打耳洞,佩戴耳钉、耳环。但是,由于打耳洞属于有创伤操作,部分机构并不能严格按照无菌操作进行,术后护理不当容易引起感染,所以打耳洞可能会带来比较多的危害,主要包括感染、过敏、形成瘢痕等。

(1)感染:部分机构的打耳洞机器反复使用,且不消毒或消毒不彻底,所以一旦有细菌或者病毒残留在器械上,就可能导致感染,患者表现为局部流脓、疼痛等。部分人在打耳洞后护理不当,也可能会发生感染,一旦感染扩大发展成为化脓性软骨膜炎,甚至会导致耳廓坏死。此外,如果器械上沾有乙肝病毒、梅毒螺旋体、艾滋病病毒等,还可能会发生相关感染。

(2)过敏:打耳洞后通常会直接佩戴耳饰,防止耳洞愈合,部分人群对某些材质的耳饰会过敏,出现红、肿、痒等表现。

(3)形成瘢痕:部分人群是瘢痕体质,如果耳洞打得比较大、操作过程比较暴力或后期愈合不好,均可能导致局部瘢痕的形成。如果瘢痕增生比较严重,还可能会导致耳廓畸形,甚至需要手术治疗。

8.打完耳洞后该如何护理?

打完耳洞后,可以进行以下护理:

(1)应尽量选择纯金、纯银或植物秆制成的耳饰,不易引起过敏。

(2)洗头、洗脸时要注意伤口避免沾水,平时可使用酒精或碘伏棉签进行局部清理,以保持局部清洁,防止出现感染。

(3)睡觉时应尽量选择仰卧位,避免挤压伤口;平时可适当旋转耳饰,以防出现局部粘连。

(4)不吃辛辣刺激食物,不饮酒,多吃新鲜蔬菜水果。

(5)若耳洞周围出现红肿,除使用酒精或碘伏棉签进行清理外,还要使用抗生素软膏进行涂抹。若红肿较重,需同时口服抗生素。若局部出现脓性的分泌物,需将佩戴物取出,经过治疗感染完全控制后,可再次进行佩戴。若耳洞被封死,可在完全控制感染 2～3 个月后,再重新打耳洞。

9.耳廓上鼓起的"软包"是什么?

耳廓上鼓起的"软包",有以下几种可能性:

(1)耳廓假性囊肿,又称"耳廓非化脓性软骨膜炎""耳廓软骨间积液",是在两层软骨中间形成的无菌性渗出液,病因不明,可能与外伤有关,穿刺可抽出淡黄色积液。

(2)耳廓囊肿,多为皮脂腺囊肿,内有皮脂样物质堆积,边界清楚,多与耳廓软骨无明显粘连,部分软骨可受压吸收。

(3)耳廓疖肿,耳廓局部的皮肤感染形成疖肿也会出现质软包块,同时有皮肤红肿、疼痛的症状。

(4)耳廓肿瘤,比较少见,需病理确诊。

因此,耳廓局部有包块时,要尽早到医院去查找病因,并进行有针对性的治疗。

10.耳痛的原因有哪些?

耳痛的原因复杂多样,常见原因如下:

(1)炎症性:耳周、耳廓、外耳道、中耳因细菌或病毒引起的急性、亚急性感染都会导致耳痛。由于耳部皮下疏松组织少,炎症引起的局部压力大,疼痛通常剧烈。

(2)创伤性:耳部受到钝器、利器、火器伤害,烧伤、冻伤、气压伤、冲击波伤、爆震伤等损害均会引起耳痛。

(3)恶病性:如中耳癌、外耳道癌等恶性肿瘤,一般为钝痛,伴外耳道流血。

(4)神经性:亨特氏综合征会有耳带状疱疹引起的耳痛,疼痛剧烈,部位局限,可见耳甲腔充血及簇状疱疹;三叉神经耳颞神经痛为外耳道抽痛,具有阵发性和短暂性的特点;舌咽神经痛为抽痛,在口咽部常有触发点。

(5)牵扯性:牙、下颌关节、咽、喉、颈、呼吸道、消化道等疾病可通过三叉神经、迷走神经、舌咽神经、枕小神经、耳大神经、面神经等引起放射性耳痛。颞下颌关节紊乱的疼痛多为钝痛,关节处有压痛;咽部炎症如扁桃体炎可通过刺激舌咽神经外耳道分支引起耳道牵涉痛。

11.耳屎需要定期清理吗?

通常情况下耳屎不需要定期清理。

耳屎在医学上称耵聍,是由外耳道皮肤上的耵聍腺所分泌出来的正常物质之一。由于其中含有油脂等物质,有阻挡异物、保护鼓膜、降噪等作用,频繁清理也会对耳朵产生不利影响,引起外耳道皮肤刺激、受损等。一般外耳道本身存在生理性的自净作用,比如正常人打嗝、打喷嚏、咀嚼等动作引起脸部运动时,外耳道内的耵聍也会随之被推动,可以正常排出,所以通常情况下不需要定期清理。若频繁清理外耳道,可能对外耳道皮肤造成伤害,诱发外耳道炎、毛囊炎等皮肤炎症。而且外耳道本身具有窄、深等特点,若清理过程中不慎损伤或捅破鼓膜,有可能引起听力下降,甚至永久性的听力丧失。如果发现外耳道内耵聍较多、体积过大或耵聍排出受阻,形成耵聍栓塞,出现耳部症状时需要及时清理。

12.可以经常掏耳朵吗? 有什么危害?

不建议经常掏耳朵。

首先,频繁地掏耳朵很容易造成外耳道皮肤损伤,破坏外耳道皮肤屏障,容易使外耳道感染细菌、真菌等,引起外耳道炎、外耳道湿疹、霉菌性外耳道炎等疾病,会越掏耳朵越痒。经常掏耳朵还可能使外耳道皮肤增厚、粗糙,甚至皲裂。

其次,频繁地掏耳朵会刺激外耳道皮肤和耵聍腺分泌,使得耳外道皮肤新陈代谢加快、耵聍分泌增多,造成耵聍栓塞,影响听力。有些人在掏耳朵时常常喜欢用棉签,很容易将耳朵中的耵聍推向鼓膜,影响听力或引起耳鸣。

最后,掏耳朵的时候无法看清外耳道内的情况,如果操作不慎或者外人碰触,可能会损伤外耳道甚至鼓膜,引起外耳道出血、肿胀、感染等,甚至可造成中耳炎等疾病,导致听力下降。

因此,在平时生活中应避免经常掏耳朵。耵聍特别多的情况下,可以去医院请大夫用专业工具进行清理。

13.什么是耵聍栓塞? 需要如何治疗?

耵聍栓塞指的是外耳道的耵聍腺分泌耵聍太多,导致耵聍不能有效排出来,大量的耵聍在外耳道内聚集成团块状,堵塞外耳道。外耳道未完全阻塞者,多无症状;耵聍完全阻塞外耳者,会出现耳闷堵感、听力下降、耳痛、耳鸣等症状。检查可见外耳道内有黄色、棕褐色或黑色块状物阻塞,质硬如石或质软如泥,多与外耳道紧密相贴,不易活动。

临床上耵聍栓塞是一种疾病,需要进行干预处理。如耵聍可活动、质地较软、与外耳道壁粘连不紧密、未完全阻塞外耳道,可直接用膝状镊取出;如耵聍呈团块状、质地稍硬可活动,可采用耵聍钩取出法取出耵聍;如耵聍较硬,不易取出,或耵聍与外耳道嵌顿紧密,取出过程中患者疼痛明显难以配合,可先用5%～10%的碳酸氢钠溶液或苯酚滴耳液滴耳,待其软化后于耳鼻喉科门诊,行外耳道冲洗将耵聍冲出或用吸引器将软化的耵聍吸出;如合并感染应先控制感染,待感染控制后再取出耵聍。

14.耳朵里经常瘙痒该如何治疗?

耳朵出现瘙痒常见于以下几种情况:

(1)外耳道真菌感染:这主要是由于患者不当掏耳、采耳,或机体免疫力下降、抗生素滥用等引起的。患者耳部会有明显瘙痒,也会有听力下降、耳闷、耳鸣等相应症状出现,可见外耳道内有真菌样分泌物,如真菌绒毛或豆渣样分泌物。患者应仔细清理干净真菌分泌物,进行抗真菌治疗,如涂抹抗真菌软膏。

(2)外耳道湿疹:其可以表现为皮肤瘙痒,外耳道皮肤可见斑点状红疹,散布或密集在一起,也可以表现为丘疹、水疱、糜烂、浆液性渗出、黄色结痂等。患者可局部涂抹治疗湿疹的软膏如复方醋酸地塞米松乳膏或糠酸莫米松乳膏,严重者需同时口服抗过敏药物,如氯雷他定、西替利嗪等。

(3)慢性外耳道炎:临床上最常见的原因就是反复掏耳朵,导致外耳道皮肤弥漫性炎症而出现瘙痒症状,患者需避免反复掏耳,同时应用硼酸酒精滴耳液滴耳,可以控制瘙痒症状。

15.耳朵里飞进虫子时该怎么办?

在夏季时,野外常会有飞虫,有时飞虫会飞进耳朵里。这时,患者首先不要惊慌,可将医用酒精点到耳朵里,或者将麻药或植物油类灌入外耳道内,将进入耳朵的活虫麻醉,使其呈安静状态或将虫子杀死,避免在夹取过程中由于虫子挣扎对耳朵造成二次伤害,之后就是前往医院让医生帮助取出。另外,亦可根据飞进飞虫的习性做处理,比如有一些飞虫有趋光性,喜欢光,可在耳朵外面用手电筒照明,使其向外爬。但是,患者照明前一定要先确认该虫是趋光性还是避光性的,以免适得其反。所以,最保险的办法还是先将其杀死,然后去医院请医生帮助取出。

16.为什么耳朵进水后会听不清？该如何治疗？

患者出现耳朵进水后听不清的情况,常见原因及处理措施如下:

(1)外耳道进水:需要注意及时清理外耳道,可以使用清洁的干棉签伸入外耳道内吸附水分,改善堵塞感。

(2)耵聍:如果患者耳内的堵塞感持续存在、不好转,就需要到医院对耳部进行详细的检查,有的患者可能是因为在外耳道深部有耵聍团块,混合水后堵塞外耳道,需要彻底清理耵聍,可以使用镊子或者吸引器等专用工具清理,保持外耳道通畅,改善听力。耵聍在耳内进水时可能会出现体积膨胀,进一步造成听力下降,甚至会出现耳闷堵感、耳鸣等症状,患者不能盲目地自行掏耳,避免引起外耳道、鼓膜的损伤。

(3)炎症:耳朵进水可导致细菌或真菌感染,阻塞外耳道,严重的可能会引起中耳炎,造成听力下降。患者需要及时清理分泌物,应用抗生素滴耳液或抗真菌药物。

17.耳朵流水一定是得了中耳炎吗？

耳朵流水不一定是中耳炎,也有可能是其他原因引起,如外耳道湿疹、外耳道炎、真菌性外耳道炎、脑脊液耳漏、外耳道疖肿等。患者需要检查外耳道及鼓膜情况,明确诊断,排除中耳炎引起的耳道流水。

中耳炎的主要症状是经常耳内流脓,还会有耳鸣、耳闷、听力逐渐下降等症状,部分患者检查会发现鼓膜穿孔。除最常见的感冒诱因外,鼻炎、咽炎、耳朵进水、过度掏耳朵和用力擤鼻、儿童腺样体肥大、外伤等也是引发中耳炎常见的原因。患者处于中耳炎急性期有耳朵流脓时,可先口服抗生素、清理分泌物,以及用抗生素滴耳液滴耳,待炎症控制住后,小的鼓膜穿孔可自行愈合,较大的鼓膜穿孔可通过手术来修补。

18.为什么咀嚼食物时耳朵会疼和响？该如何治疗？

咀嚼食物时耳朵会疼和响可能是因为以下原因:

(1)颞下颌关节紊乱综合征:若疼痛位置明确位于耳前,即颞下颌关节处,提示可能为颞下颌关节功能紊乱。此种疼痛常因嚼东西时过度用力、打哈欠时过度张嘴等习惯造成。患者可对症治疗,疼痛剧烈时需口服非甾体抗炎药缓解疼痛,平时吃饭应少咀嚼硬食物,并及时做热敷理疗。

（2）咽鼓管功能不良：若患者咀嚼时耳深部出现"啪啪"气流开放声音,可能会伴有疼痛、耳闷,常提示为咽鼓管功能不良。此时患者可以捏鼻鼓气,使咽鼓管被动通气,咽鼓管通气后中耳气压与外界气压处于相对平衡状态,负压造成的疼痛及耳闷可得到明显缓解。

19.长时间戴耳机有什么危害?

长时间戴耳机可有以下危害：

（1）外耳道疾病：耳机的直接刺激,可能会造成对外耳道皮肤的反复摩擦,引起外耳道炎症的急性发作,出现耳痛；或者诱发外耳道皮肤湿疹,引起耳朵出现反复的瘙痒感,以及反复流黏液样分泌物。

（2）中耳炎：如果患者本身有慢性化脓性中耳炎,长期戴耳机也会造成外耳道以及中耳腔透气情况变差,影响外耳道以及中耳的引流情况,容易引起中耳炎的急性发作。

（3）听力下降及耳鸣：长时间戴耳机会出现声音对内耳的长时间持续刺激。如果音量过大,持续时间较长,这种刺激因素会变得更为强烈,引起内耳损伤,导致患者出现渐进性加重的听力下降以及耳鸣。

20.耳朵后面长小疙瘩的原因有哪些?

耳朵后面长小疙瘩常见原因如下：

（1）耳后淋巴结肿大：头颈部的炎症,特别是耳部的炎症,比如外耳道感染、中耳炎或者是耳廓的感染,都有可能会引起耳周、耳后的淋巴结肿大、发炎,常伴有压痛,可以口服抗生素进行抗感染治疗。

（2）耳后皮肤疾病：皮肤有汗腺、皮脂腺、毛囊,当上述附属器有炎症、感染时,可能会出现疖肿、皮脂腺囊肿感染,或者汗腺炎症,也可出现耳后包块。早期也可以进行抗感染治疗,包括局部使用抗生素软膏、口服抗生素等,如果症状不能得到很好的控制,需医院就诊进行进一步处理。其中,皮脂腺囊肿多无疼痛。

（3）肿瘤：腮腺良恶性肿瘤,如腮腺多形性腺瘤、腮腺恶性肿瘤、腮腺腺癌等均可在耳后或耳周出现包块,有时可伴有疼痛。

（4）中耳炎：一旦中耳炎伴发乳突炎,有化脓症状出现时可出现耳后皮下脓肿,也可以出现耳后包块和疼痛。

21.为什么两侧耳朵后面的骨头不一样高?

耳后是颞骨乳突的位置,气化程度不同,两侧的高度以及位置会有一定的差别,因发育出现轻微不对称,不需要治疗。如果有明显双侧不对称,且范围较大或有明显颅骨畸形,应该排除骨纤维异常增殖,可行 CT 检查明确病变范围,再决定是否需要治疗。

(马小洁　陈为亮)

中耳疾病相关知识

1.耳朵由哪几部分组成?

耳朵的主要功能是产生听觉和平衡觉,按解剖位置可分为外耳、中耳和内耳三部分。外耳由耳廓、外耳道组成,中耳包括鼓室、咽鼓管、鼓窦、乳突四部分,内耳按解剖和功能分为前庭、半规管、耳蜗三部分。从听觉角度来看,外耳和中耳具有传导声音的作用,内耳有听觉和位觉感受装置。

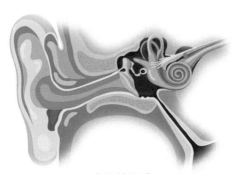

我们的耳朵

2.我们是如何听到声音的?

外耳和中耳是传音系统,内耳是感音系统。声音通常通过耳廓、外耳道收集,经鼓膜、听骨链传递到前庭窗,引起耳蜗内淋巴液和基底膜纤维的振动,导致螺旋器上毛细胞感音,并由此激起蜗神经末梢产生神经冲动,经螺旋神经节、蜗神经传递到蜗神经背核和腹核,再经外侧丘系传递到丘脑后内侧膝状体,由内囊终止于大脑皮层的听区即上颞横回,产生听觉。

声波还可直接经颅骨途径使外淋巴发生相应波动,并激动耳蜗的螺旋器产生听觉,此为骨传导。

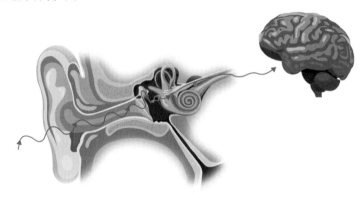

声音的传递

3.耳部受伤后为什么会出现流血、流水、耳痛、听力下降?

耳部受伤,若伤及外耳道会出现耳内流血、流水、耳痛症状,分泌物过多阻塞外耳道会引起耳闷、听力下降;如果耳内持续流水,为清亮水样液体,应进行检测,排除脑脊液耳漏;如果出现明显听力下降,检查为传导性耳聋的患者,可能伤及鼓膜,有鼓膜穿孔,或外力造成听骨移位或听骨链中断;如果检查为感音神经性耳聋的患者,考虑伤及内耳,为内耳震荡损伤。因此,耳部受伤后出现流血、流水、耳痛、听力下降时,患者需及时就诊治疗,检查外耳道鼓膜是否有损伤,以及听力情况,严重者可行颞骨 CT 检查,明确病因。

4.外伤造成鼓膜穿孔后该怎么办? 需要立即做手术吗?

外伤性鼓膜穿孔的患者要注意预防感染,观察 1 个月后看鼓膜穿孔是否能愈合。患者在此期间要预防感冒,防止污水入耳,禁止游泳,禁止擤鼻涕、捏鼻子鼓气,保持耳朵清洁干燥,也可酌情口服 3 天抗生素预防感染。

一般外伤性鼓膜穿孔属于裂隙型穿孔,较小者,可以自行愈合;如果穿孔较大、不愈合者可做鼓膜修补术。总之,在外伤性鼓膜穿孔的早期 1 个月以内,以预防感染为主,观察穿孔是否愈合;一般超过 1 个月,仍然有穿孔者可考虑进行手术修补鼓膜。

5.感冒后擤鼻涕,出现耳痛、耳闷该怎么办?

感冒后擤鼻涕,出现耳闷、耳痛,多是由于鼻腔脓性分泌物经咽鼓管进入中耳引起中耳炎造成的。不严重者,可通过以下方式缓解:可以用手掌压在耳朵上,以一压一松的方式进行鼓膜按摩,缓解耳闷;深吸一口气,闭住嘴、捏紧鼻子、屏住呼吸,像擤鼻子一样稍微用力向鼻腔里擤气,做瓦尔萨尔瓦式(Valsalva)动作,开放咽鼓管,使气体进入鼓室,缓解耳闷;平时保持鼻腔通畅,嚼口香糖也有助于咽鼓管开放,缓解耳闷。

如果以上动作都不能缓解,则需要及时到医院就诊治疗。因为持续耳闷会引起中耳腔黏膜炎症,从而引起中耳黏膜中静脉扩张,导致分泌性中耳炎。分泌性中耳炎可先保守治疗,口服黏液稀释剂如桉柠蒎,使用鼻用激素或血管收缩剂喷鼻保持鼻腔通畅,促进中耳积液排出;如果保守治疗无效,可行手术治疗,清除中耳积液,改善中耳通气引流。

6.若持续存在鼓膜穿孔容易引起哪些问题?

鼓膜应是中耳和外界的良好屏障,能保护中耳结构。由于外伤或者炎症等造成鼓膜穿孔不愈合,穿孔持续存在会引起一系列问题:

(1)造成中耳炎反复发作。失去正常鼓膜屏障,外界的脏东西或鼻咽部炎症容易感染中耳,如洗澡、游泳、上呼吸道感染都可造成中耳反复的化脓感染,出现反复流水、流脓。

(2)影响听力。如果穿孔非常小,可能没有明显的听力下降,但随着穿孔的增大听力损失会逐渐加大;另外,反复的中耳感染,会造成中耳听小骨的损伤,引起听骨链粘连固定,加重传导性耳聋;严重者会侵犯到内耳,引起神经性耳鸣、耳聋,造成听力进一步下降。

(3)影响日常生活。失去鼓膜这一中耳屏障,会影响患者日常生活。比如洗头、洗澡、游泳时需避免外耳道进水。另外,强声刺激或者是灰尘、细菌或异物容易直接进入中耳,造成中耳损伤。生活中需时刻注意防护,严重影响日常生活。

7.鼓膜修补的手术方式有哪些?

鼓膜修补术主要有四种手术方法,烧灼法、内置法、夹层法和外置法。

(1)烧灼法:用化学腐蚀剂破坏穿孔边缘上皮层,以贴附于鼓膜外侧的棉片作为支架而使穿孔愈合的方法,适用于鼓膜小穿孔。

(2)内置法:将移植物贴补于鼓膜内侧面移植床作为支撑物而使穿孔修复的方法,适用于各种类型的鼓膜穿孔。

(3)夹层法:通过分离残余鼓膜的上皮层和其下方的纤维层,将移植物置于两层之间而修复鼓膜的方法,适用于中等大小的穿孔。

(4)外置法:在切除穿孔内缘的上皮层后,分离残余鼓膜外面的上皮层和部分外耳道上皮,然后将移植物铺放于残余鼓膜外面纤维层而修复鼓膜的方法,适用于各种类型穿孔。其中,移植物可选择自体颞肌筋膜、软骨、软骨膜等修补穿孔,可根据具体情况采用耳后或耳内切口,或采用耳内镜手术修补鼓膜。

8.鼓膜穿孔能做微创手术吗? 恢复期是多久?

对大部分无明显外耳道狭窄患者,鼓膜穿孔患者均可在耳内镜下行鼓室成形手术修补鼓膜穿孔,术中取耳屏软骨或软骨膜,采用内置法或夹层法修补穿孔,无耳外刀口,具有创伤小、恢复快、美观等优点,是微创手术。

正常情况下,根据穿孔大小,术后穿孔愈合时间也不尽相同。一般术后 2～4 周鼓膜穿孔愈合,穿孔越大愈合时间越长。随着可吸收海绵逐渐吸收排出,在术后 1～2 个月内听力逐渐改善。随着移植物完全吸收,听力达到最佳,不同移植物吸收时间不同,筋膜或软骨膜一般需要 2～3 个月,软骨需要 3～6 个月。

9.耳朵为什么会反复流脓、流水并伴有听力下降?

耳朵流水、流脓伴有听力下降,在临床上主要见于中耳炎,包括急性中耳炎和慢性中耳炎,还可见于部分外耳道炎患者。

急性中耳炎的患者会有发热、耳痛、耳鸣、听力下降及耳朵流脓等症状,应给予抗生素治疗,同时流脓比较多的,可以用双氧水将中耳脓性分泌物清理干净以后用抗生素滴耳液进行滴耳,大部分患者可痊愈。

慢性中耳炎的患者会有长期的耳朵流脓伴听力下降或耳鸣等症状,多数是由于急性中耳炎反复发作、迁延不愈造成的,多有鼓膜穿孔,药物治疗效果不好,多数情况需要手术治疗,部分需要进一步行颞骨 CT 检查。如确诊为胆脂瘤型中耳炎,需在全麻下行乳突根治术。

外耳道炎主要表现为耳痛、流水,部分外耳道肿胀阻塞或分泌物阻塞外耳道会引起听力下降,需清理外耳道分泌物,细菌感染给予抗生素滴耳液,真菌感染涂抹抗真菌药物进行治疗。

10.为什么会得中耳炎？患者需要做哪些检查？

中耳炎源于细菌和病毒的感染，多由于感冒、鼻窦炎等疾病引起。正常情况下，鼓膜完整，中耳通过咽鼓管与鼻腔后端的鼻咽部相通，感染时，病原体通过咽鼓管侵犯中耳，引起炎症，此时充血肿胀的咽鼓管不通畅，无法及时清理中耳内的炎症渗出液，最终出现耳痛、耳闷、听力下降，中耳内压力达到一定程度，就会出现鼓膜穿孔和耳流脓。中耳炎的发生与一些诱发因素相关，比如咽炎和鼻窦炎、腺样体肥大、抵抗力下降等，是否得到正确及时的治疗会直接影响中耳炎的结果。

中耳炎患者通常需要做以下检查：①耳镜检查，观察鼓膜的情况，是否有穿孔，是否内陷和萎缩；②听力检查，多项听力检查相结合有助于判断中耳炎的类型和严重程度；③颞骨高分辨CT检查，有助于判断中耳炎的病变范围，观察听骨链和周围骨质受累及的情况，指导可能的手术治疗。

11.所有的中耳炎都会出现耳部流脓、流水吗？

并不是所有的中耳炎都会出现耳部流脓、流水，以下类型中耳炎就不出现该现象。

急性化脓性中耳炎，主要的症状是耳朵疼痛、听力下降，可伴有全身症状，鼓膜未穿孔之前，一般不会出现流脓现象；鼓膜穿孔后出现脓性分泌物，之后全身症状及耳痛减轻。

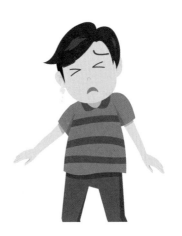

分泌性中耳炎，因鼓室内积液，可表现为耳痛、听力下降、耳内闭塞感或耳鸣，鼓膜完整，无流脓、流水症状。

12.什么是分泌性中耳炎？

分泌性中耳炎是以传导性耳聋和鼓室内积液为主要特征的中耳非化脓性炎性疾病，又称为"非化脓性中耳炎""黏液性中耳炎""卡他性中耳炎"等，多见于儿童，是引起儿童听力下降的常见原因之一。该病多由咽鼓管功能障碍、中耳局部感染和免疫反应等引起，可表现为耳痛、听力下降、耳内闭塞感或耳鸣。专科检查可见鼓膜内陷，呈琥珀色或色泽发暗，鼓室内可见气液平面或气泡，鼓膜活动度降低。

13.分泌性中耳炎该如何治疗？

分泌性中耳炎应采取综合治疗,非手术治疗包括清除中耳积液、控制感染、改善中耳通气引流、治疗相关疾病;手术治疗包括鼓膜穿刺术、鼓膜切开术、鼓膜切开置管术、咽鼓管球囊扩张术、鼓室探查、鼓室成形术、治疗鼻咽或治疗鼻腔疾病的其他手术(如合并腺样体肥大需做腺样体切除术)。

14.什么是慢性中耳炎？ 哪些情况需要手术治疗？

一般急性炎症控制不好,病程超过 3 个月的中耳炎称为慢性中耳炎,具有病情持续、反复的特点。患者通过正规的药物治疗仍无法缓解时,可能需要手术。手术治疗的目的是改善中耳的通气、修补鼓膜穿孔,清除听骨链周围的病变并重建听骨的连接。因此以下几种情况下需要手术治疗:

(1)中耳炎症得到有效控制,流脓停止 1 个月后鼓膜穿孔仍无法愈合者,需要通过手术修补鼓膜。

(2)中耳病变严重、病史长,造成中耳内肉芽增生,药物治疗无法深入中耳,炎症无法得到有效控制,需要通过手术清理中耳病变。

(3)影像学、耳镜及听力学检查考虑中耳内病变为胆脂瘤上皮,无论是先天性、后天性形成胆脂瘤上皮,都必须通过手术进行彻底清理。

(4)急性或慢性中耳炎破坏中耳结构并向周围发展,引发邻近结构如脑板、半规管、面神经管等破坏,引起相应的颅内外并发症时,需要通过手术引流或修复。

(5)中耳结构破坏或增生硬化导致传导性听力下降,可以通过手术探查修复。

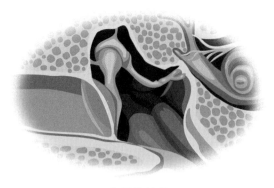

中耳的结构

15.鼓膜置管术后有什么注意事项,多久可以取出置管?

鼓膜置管术后需注意以下几点:

(1)保持外耳道干燥,不能进水,防止感染,否则会导致急性中耳炎或引起化脓。

(2)尽量避免感冒,因为感冒之后有可能会影响鼓膜置管手术的效果,同时有可能逆行感染,诱发急性中耳炎。

(3)勿用力擤鼻涕,否则会导致鼻腔感染经咽鼓管进入中耳,引起中耳炎。

(4)需要继续治疗,定期复诊。鼓膜置管手术之后,需继续采用鼻用激素喷鼻、口服促排剂桉柠蒎2~4周,置管后分别于1个月、3个月、半年复查,检查通风管位置,是否有阻塞、脱管,观察术后效果。

(5)术后可多嚼口香糖、做咽鼓管吹胀,促进咽鼓管功能恢复。

多数患者在鼓膜置管术后3~6个月就可以取出,取管前需复查确定无中耳积液,咽鼓管功能恢复,方可取出通风管;如仍有积液或咽鼓管功能未恢复,可延长至1~2年取管,甚至是终身戴管。

16.与成人相比,为什么儿童更易患中耳炎?

儿童比成人更容易患中耳炎,其原因有以下三个方面:

(1)这主要与儿童的中耳部解剖、生理相关。儿童咽鼓管的位置比较低、平,而且管腔粗、短、直,咽鼓管的生理性狭窄还没有形成,管道接近水平位。鼻咽部的分泌物和细菌就比较容易沿着咽鼓管咽口进入中耳,引起中耳炎。

(2)儿童腺样体多肥大,对开口于其两侧的咽鼓管很容易造成堵塞或部分阻塞,不仅对咽鼓管的引流造成影响,而且由于常常局部积聚细菌和分泌物,更加容易导致逆行感染。

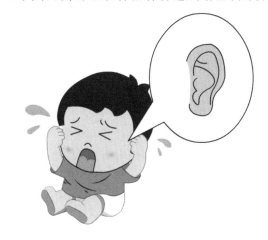

(3)儿童免疫力较差,不仅中耳部免疫功能发育不全,而且易发上呼吸道感染和鼻、咽部相关感染。此时鼻塞、多涕,腺样体因为炎症增生活跃,鼻咽部分泌物和细菌积聚,这就

很容易经咽鼓管进入中耳腔而引起中耳炎。

17.中耳胆脂瘤是肿瘤吗?

正常情况下,中耳内是不存在上皮结构的,当上皮结构因为某种原因进入鼓室或乳突腔内,逐渐堆积包裹形成囊样结构时,被称为中耳胆脂瘤。这些上皮可能是胚胎发育过程中遗留在中耳内的,称为先天性胆脂瘤,也可能是由于鼓膜塌陷、穿孔后,上皮结构从外向中耳内移行形成的,称为继发性胆脂瘤。位于中耳的上皮结构不断角化堆积增厚,逐渐增大,对周围的骨质有压迫破坏的作用,引起听力下降、眩晕、神经功能损伤等症状。在一定条件下中耳胆脂瘤发炎,就会出现流脓、耳疼的症状,同时炎症可以加重胆脂瘤对周围组织的破坏,导致更严重的并发症。因此,胆脂瘤并不是肿瘤,而是一种上皮结构堆积的良性肿物,但它具有对周围组织的破坏能力,引起相应的症状,需要在医院进行检查,明确胆脂瘤的范围并积极处理。

手术是治疗中耳胆脂瘤的唯一有效方法,由于持续的内陷膨大和骨质破坏,易形成骨龛样结构,因此实际的病变范围往往大于耳镜显示的范围。另外,中耳胆脂瘤容易复发,清理不彻底留存于中耳会继续破坏中耳结构。由于胆脂瘤导致的中耳结构破坏,需要通过听骨链和骨壁重建等方式进行修复。只有通过中耳手术,磨除骨龛,才能确保完全暴露病变,彻底去除胆脂瘤的同时要通过磨骨去除胆脂瘤的母质,减少复发。在手术彻底清除病变的基础上,再通过探查中耳结构破坏的程度,个体化地通过鼓膜修补、骨壁重建、听骨链重建等方式改善听力。

18.如何通过手术的方法改善听力?

并不是所有的听力问题都可以通过手术改善,也并不是所有的听力问题都需要通过手术解决。听力下降一般可以分为传导性、神经性、混合性三大类。传导性听力下降是指声音通过外耳和中耳向内耳传导的过程中,由于外耳道阻塞、鼓膜穿孔、听骨链完整性或活动性受限、中耳内出现积液等情况,声音传导减弱;神经性耳聋是指内耳感知声音并通过听神经传递到大脑的过程中,由于内耳和听神经功能下降,听力减弱;混合性耳聋则是同时出现了传导性听力下降和神经性耳聋。

改善听力的手术大致可以分为以下几种情况:

(1)外耳道成形,去除外耳道内的病变,解除外耳道的狭窄和闭锁,以使外耳道通畅利于声音传入。

（2）鼓膜成形，修补不完整的鼓膜或去除鼓膜的病变以改善鼓膜的形态。

（3）听骨链成形，通过放置人工听骨或自体骨、软骨等方法，以使听骨链重新连接好并与鼓膜相连。

（4）听骨链松解，去除听骨周围的病变以改善听骨的活动。

（5）骨导助听器植入，将骨导助听器埋植于颅骨，把转换成振动信号的声音通过颅骨传入内耳。

（6）人工耳蜗植入，将电极植入耳蜗内，把转换成电信号的声音传入内耳。

几种手术适用于不同的情况，需要结合耳镜检查、听力检查和影像检查综合判断。

19.什么是听骨链重建?

中耳内有三块听小骨，分别是锤骨、砧骨、镫骨，是声音传递过程中的关键组成部分。中耳炎、耳硬化症、听骨链中断、先天性发育畸形等原因可以造成听骨完整性、连续性和活动度下降，从而影响听力。在手术过程中，探查听骨的完整性、连续性和活动度是必需的手术步骤。在彻底清除病变的基础上，根据情况利用人工听骨重建听骨链，可以保存或提高听力。目前，临床上应用的人工听骨以自体骨或软骨、钛合金材料、高分子材料等为主。自体骨或软骨具有取材方便、经济、组织相容性好等优点，但加工塑形困难，手术时间相对延长；钛质人工听骨具有可塑性和稳定性高、无毒性、重量轻等特点，植入后不影响 MRI扫描，但价格相对较高。是否可以完成听骨链重建，选择什么材料，与病变的范围、感染的程度、听骨链破坏情况相关，手术前可根据检查进行预判，但还需要结合手术中具体情况决定。

20.颞骨骨折是怎样发生的,可能引起哪些耳科的症状?

颞骨位于头颅的两侧，左右各一。颞骨内包含外耳、中耳和内耳的大部分结构，同时由于周边与蝶骨、颈骨和枕骨相邻，还与大脑和颅内的许多重要神经血管关系密切。颞骨内部具有多处孔洞和气房，在受到巨大外力冲击时容易发生骨折。交通事故、高空坠落和头部钝性击打是导致颞骨骨折最常见的原因。颞骨骨折可以伴有面瘫、听力下降、脑脊液耳漏、头晕、耳鸣等耳部症状，主要是由于面神经、听神经、脑膜、鼓膜、听骨链、前庭等结构损伤导致的。颞骨骨折发生时首先要关注颅脑和大血管损伤，在确保生命体征平稳的前提下，积极完善听力、CT、前庭功能、面神经功能等检查,早期发现、诊断并治疗耳科的并发症,以期取得最佳生活质量。

21.如何鉴别和治疗颞骨骨折造成的脑脊液耳漏?

颞骨骨折发生时,可能导致临近部位的硬脑膜撕裂,脑脊液从撕裂的脑膜处漏到中耳内,形成脑脊液耳漏。如果患者同时出现了鼓膜穿孔,就会表现为从外耳道内流出清亮或淡血性液体。当鼓膜完整时,漏到中耳的脑脊液也会沿咽鼓管流入鼻腔,患者低头或用力时,会从鼻腔流出清亮或淡血性液体。另外,少数颞骨骨折的患者出现头痛、呕吐时,即使没有耳、鼻流水,也要警惕是否出现了脑脊液漏。出现以上情况时,医生会通过耳镜检查、颞骨薄层 CT 检查、颅脑 MRI 检查等,确定是否存在脑脊液漏以及脑脊液漏的位置。超 85%～95% 的脑脊液漏可以自愈,因此,患者被怀疑脑脊液漏时首先保守治疗,其间观察有没有颅内感染的征象。若脑脊液漏持续 7～10 天仍未改善,则可能需要手术治疗。

22.什么是咽鼓管?

中耳是一个含气的空腔,这是鼓膜和听骨链振动产生听觉的前提。而维持中耳含气腔状态并调节其中压力的主要器官就是咽鼓管。咽鼓管是中耳和鼻腔后端之间的一个管道,是正常情况下中耳与外界之间的唯一通道。咽鼓管的开放受鼓室内压力调节,并受特定肌肉控制。当鼓室内的压力增大或减小时,咽鼓管位于鼻腔后端的咽口开放,以调节鼓室内的压力,使之与外界环境气压相同。鼓膜内外的压力平衡,有利于维持正常的鼓膜位置和鼓室内空间,使听骨的振动敏感而灵活。咽鼓管由于炎症、阻塞等原因出现持续的开放功能障碍,不仅可以影响听力,还可以使鼓室内黏膜出现病变,渗出液体,引起中耳积液,长期的压力平衡障碍,还会导致鼓膜内陷和萎缩变薄,进一步加重鼓室内压力调节的障碍。因此,咽鼓管作为中耳的一部分,有重要的生理功能。

23.为什么有时感觉耳闷,打个哈欠又好了?

耳闷的原因很多,如外耳道内的阻塞、中耳的炎症、突发性的听力下降都可以表现为耳闷。其中,最常见的短暂耳闷是咽鼓管调节功能障碍导致的中耳与外界压力不平衡所致的。打哈欠时,借助肌肉的收缩使咽鼓管咽口开放,从而调节鼓室内压力,使内外压力平衡,缓解耳闷的症状。需要警惕的是,持续的耳闷需要到医院进行鼻咽部、耳镜和听力的检查,以鉴别鼻咽部的病变阻塞咽鼓管咽口和突发性的神经性听力下降等疾病,以免延误治疗。

24.长时间或反复出现耳闷需要注意哪些疾病?

耳闷是临床常见的症状,多数耳闷患者同时伴有听力下降、耳鸣、耳痛等表现,通过耳镜、鼻咽镜和听力学检查可以初步判断。根据发病部位不同,常见的引起耳闷的疾病包括:

(1)外耳疾病,如外耳道炎、耵聍栓塞、外耳道胆脂瘤、急性外耳道炎、外耳道肿物或异物等。

(2)中耳疾病,如鼓膜穿孔、中耳炎性疾病、粘连性中耳炎等。

(3)内耳疾病,如低频听力下降型的突发性耳聋、梅尼埃病等。

(4)鼻部或鼻咽部疾病,慢性鼻(鼻窦)炎、急(慢)性鼻咽炎、鼻咽肿瘤(如鼻咽纤维血管瘤、鼻咽癌)等,导致咽鼓管咽口周围阻塞,影响咽鼓管功能。

(5)其他,如颞下颌关节功能障碍、偏头痛、早期内耳毛细胞损伤等其他少见情况。

这些疾病可以导致耳部压力感受神经传导异常、中耳力学改变等,从而引起耳闷不适。长期或反复出现耳闷者,需要完善检查,判断可能引起耳闷的原因。

25.日常生活中有哪些改善咽鼓管功能不良的方法?

咽鼓管功能障碍既是相关症状和体征的表现,也是一些疾病的发病机制。通过耳内镜、电子鼻咽镜、声导抗、咽鼓管测压、咽鼓管客观测压、咽鼓管主观评分量表等方法,必要时再结合影像学检查,可以初步判断咽鼓管功能不良的病因和程度。咽鼓管功能障碍的治疗主要包括以下几种:

(1)药物治疗,通过应用一种或几种喷鼻药物,可以改善咽鼓管咽口附近的炎症,从而改善咽鼓管功能。

(2)物理吹张治疗,在设备辅助下配合加压、吞咽、鼓气等动作,可以使咽鼓管咽口被动开放,具有简洁、易于操作等特点,对部分患者有良好的效果。

(3)手术治疗,通过鼓膜穿刺、切开置管、鼻窦炎和腺样体肥大等原发病的手术治疗,以及咽鼓管球囊扩张术等方法,可以改善咽鼓管和鼓室内通气。

26.坐飞机时如何避免气压变化造成的耳部损伤?

乘坐飞机,特别是在起、降过程中,外界环境气压变化较大,即使咽鼓管功能正常,也可能出现中耳压力调节不及时,鼓室内外压力不平衡,导致出现耳闷、耳疼和听力下降。此时,可以通过捏鼻子鼓气、张口哈欠、咀嚼和增加吞咽动作等方式促进咽鼓管压力平衡,以避免耳部损伤。另外需要注意的是,鼻窦炎患者、感冒患者等应在乘坐飞机前后应用喷鼻药物清理鼻腔并改善通气,避免气压调节障碍造成耳部损伤。

27.日常哪些行为可能提示孩子的听力有问题?

判断孩子听力异常的方法如下:

未满月婴儿:外界一个突然的声音刺激不会引发孩子出现惊跳反射、眨眼反射、觉醒反射、吸吮反射。

1～3月龄:孩子睡觉的时候,外界一个较强的声音刺激,不会引发宝宝惊跳、睁眼、手足抖动。

4～6月龄:孩子不会主动寻找声源。

7～9月龄:孩子不会望向讲话中被提及的人或物,孩子自己发声时没有出现音调的变化。

10～12月龄:孩子没有开始模仿一些声音并能发出大量不同的声音,不能听懂一些简单的语言,如"过来""抱抱""再见"等。

1岁半:孩子无法说1～2个有意义的词。

2岁:孩子只能简单地说1～2个词如"爸""妈",还不能说有一定意义的语言;只会重复别人的话,不理解别人说话的内容。

3～6岁:喊孩子名字时反应迟钝或无反应,看电视开的声音比较大。

如果有以上症状,家长就应该高度怀疑孩子有听力障碍,应及时到医院或康复机构进行听力检查。

（马小洁　陈为亮）

耳鸣相关知识

1.什么是耳鸣？

耳鸣是一种症状，在没有外部声源的时候患者自己感知的无意义的声音信号被称为耳鸣。一般来说，耳鸣可分为主观耳鸣和客观耳鸣。主观耳鸣指由于听觉皮层异常的神经活动引起的，客观并不存在的声音。而客观耳鸣则指由于耳周的生理活动引起的，被真实"听到"的声音，比如肌肉痉挛、血管搏动等声音。耳鸣产生的声音

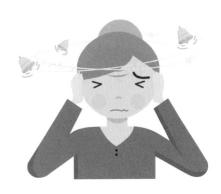

频率和强度个体差异很大，患者的主观感受也各不相同。听力检查、耳鸣频率匹配再结合影像学和其他可能的病因学检查，以及心理情绪评估，都有利于判断耳鸣的性质、强度和病因，为进一步治疗提供依据。

2.要怎样描述耳鸣的症状？

因为耳鸣看医生时，患者若能详细描述耳鸣的特点对诊断治疗很有帮助，可参考以下几方面：

（1）耳鸣声的声调，是低频的"嗡嗡"样还是高频的"蝉鸣"样，或者是有节奏的声音（如敲鼓样、脉搏样），声调是否出现变化。

（2）耳鸣的持续时间，是持续性还是间歇性，白天是否能听到。

（3）是否感到听力下降。

（4）耳鸣是否对生活有影响，是否影响注意力、睡眠和日常的情绪。

3.耳鸣为什么要做听力检查？

耳鸣是多病因的复杂疾病，多数与外周听觉系统活性障碍有关，中枢听觉系统过度兴奋，同时导致中枢神经系统发生功能变化，使其发生"重塑"，从而出现耳鸣的持续。进行听力学的评估，有助于判断听觉系统的功能，找到引起耳鸣的原因。

4.耳鸣一定会伴随听力下降吗？

耳蜗病变导致的听力损失引起中枢重塑,但听力下降和耳鸣之间的关系绝非简单直接。临床中相同听力下降的患者耳鸣情况不同,相同耳鸣程度的患者听力情况各异。另外,动物实验证实,噪声暴露后的动物出现短暂的听力改变后,即使随后听力完全恢复,听神经也会出现进展性的损伤,这表示中枢重塑的

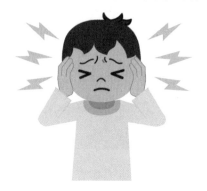

过程可能会一直存在。但临床中,脱离噪声后听力恢复,耳鸣也会逐渐减轻或消失,这是因为中枢神经系统重塑过程中虽都会产生过度电信号,但并非所有电信号都被感知为耳鸣。这证实了中枢重塑过程产生的耳鸣信号是否被感知为耳鸣,还有其他系统参与,即耳鸣管控系统。因此,耳鸣不一定伴随听力下降,需要综合分析耳鸣与听力的关系。

（马小洁　闫涛）

耳聋相关知识

1.哪些原因会引起听力下降？

听力是指人耳感知周围声音的能力,听觉是人类重要的本能之一,是人类传递信息、获取知识以及进行思想交流的重要手段,正常人耳能听到频率为20～20000赫兹的声音。由于环境或人自身的原因,人的听觉功能很容易受到损害,任何原因引起的听力下降都会影响人与人的交流,进而影响其工作与生活。根据2024年世界卫生组织数据统计,全球有4.3亿人需要康复治疗,以解决他们的残疾性听力损失(包括3400万儿童)。据估计,到2050年,将有超过7亿人发生残疾性听力损失。引起听力下降的原因非常多,根据世界听力报告,基因变异、围产期低氧血症、出生窒息、低出生体重、脑膜炎或其他病毒感染、高胆红素血症、吸烟、耳部或头部外伤、中耳炎症、噪声暴露、营养不良、高血压和糖尿病等全身疾病,以及耳毒性药物的使用、气压急剧变化或有毒物质暴露都可以引起不同程度的听力下降。

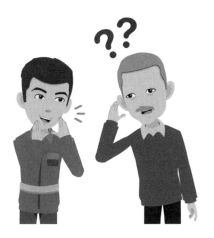

2.如何判断耳聋的程度?

根据 2021 年第九个世界听力日世界卫生组织的世界听力报告,听力下降的程度根据单耳能听到的声音的强度分为六级,即轻度听力损失、中度听力损失、中重度听力损失、重度听力损失、极重度听力损失和完全听力损失(见下表)。

听力下降的程度分级

分级	好耳的听力阈值/分贝	多数成年人在安静环境下的听力体验	多数成年人在噪声环境下的听力体验
正常听力	<20	听声音没有问题	听声音没有或几乎没有问题
轻度听力损失	20~35	谈话没有问题	可能听不清谈话声
中度听力损失	35~50	可能听不清谈话声	在谈话中有困难
中重度听力损失	50~65	在谈话中困难,提高音量后可以正常交流	大部分谈话都很困难
重度听力损失	65~80	谈话大部分内容都听不到,即使提高音量也不能改善	参与谈话非常困难
极重度听力损失	80~95	听到声音极度困难	听不到谈话声
完全听力损失	≥95	听不到谈话声和大部分环境声	听不到谈话声和大部分环境声

分级	好耳的听力阈值/分贝	多数成年人在安静环境下的听力体验	多数成年人在噪声环境下的听力体验
单侧聋	好耳＜20 差耳≥35	除非声源靠近较差耳，否则不会有问题，可能存在声源定位困难	可能在谈话声、对话中和声源定位存在困难

3.哪些药物可能造成听力下降?

有很多药物可以损伤耳蜗，尤其是老年人和一些携带对药物敏感基因的人群在摄入这些药物时，会导致听力下降，这些药物被称为耳毒性药物。目前，已知的有 100 多种耳毒性药物，其中，比较常见的有氨基糖苷类抗生素(包括庆大霉素、链霉素、丁胺卡那霉素、新霉素等)、抗肿瘤药(如长春新碱、顺铂、卡铂、氮芥等)、水杨酸盐类的止痛药(包括阿司匹林、布洛芬、萘普生等)、用来治疗高血压和心衰的常用利尿剂〔如呋塞米(速尿)、依他尼酸、布美他尼等〕、局部麻醉药(如丁卡因、利多卡因、普鲁卡因等)。除此以外，有一些中成药，例如用以治疗小儿发热惊风的牛黄清心丸、七珍丹等，其中含有重金属砷，也可能会影响听力。

4.老年性耳聋有什么特点?

老年性耳聋是指随年龄增长逐渐出现的双耳对称的听力下降，65 岁以上的老年人中约有三分之一的人具有一定程度的听力下降，是常见的增龄性改变之一。老年性耳聋常为高频感音神经性听力下降，即听不清手机铃声或微波炉的嘀嘀声等高频声音，听男声清楚，听女声费力，常伴随蝉鸣音或哨音等耳鸣，由于进展缓慢，早期言语频率一般不受影响，不易被察觉。

老年性耳聋主要是由内耳受到损伤引起的，中耳炎或者听觉神经通路病变也可以引起老年性耳聋，但比较少见。除了年龄以外，噪声暴露、遗传易感性、毛细胞减少、全身疾病以及药物不良反应等也是引起或加重老年性耳聋的常见诱因。由于老年性耳聋不可逆转，所以重点在于预防，比如避免噪声暴露，慎用耳毒性药物等。

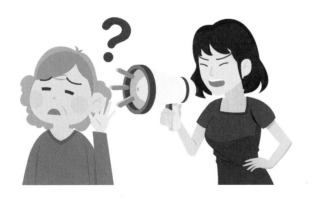

5.噪声是怎样造成听力下降的?

现代社会科技高速发展,交通噪声、工作噪声、娱乐噪声等各种噪声已成为危害公众健康的一个主要原因,会造成不同程度的人群听力障碍。据统计,目前 16％人群的听力障碍由噪声导致,成为除老年性耳聋之外,造成感音神经性耳聋的第二大原因。有报道表明,85～90 分贝或更高的声音会对人类耳蜗产生明显伤害,引起噪声性疾病。人类的每个耳蜗中约有 16000 个毛细胞以及约 40000 根听神经纤维,高强度长时间的噪声会损伤毛细胞和基底膜,首先使耳蜗发生机械性损伤,继而使耳蜗内毛细胞分泌大量的谷氨酸,随后引起大量的钙离子、钾离子、钠离子进入螺旋神经节细胞中,导致螺旋神经节细胞损伤和死亡,耳蜗听神经末梢肿胀。当大家听一场交响音乐会或者到现场观看一场足球比赛之后,可能会感到耳鸣或者觉得听力下降,几小时或几天后就会恢复正常。这是因为毛细胞就像草一样,高强度噪声会引起毛细胞弯曲,一般情况下噪声停止损伤即终止,经过一段时间修复会再次变直;但如果噪声强度过大,持续时间过长,超出毛细胞的工作负荷时便引起部分毛细胞的死亡。通常 30％～50％的毛细胞损伤并不会检测到听力下降,当感知到听力下降时,毛细胞常常已经死亡或已不可修复。同样,早期的听神经损伤患者听力检测往往正常,但会有隐性听力下降,即噪声环境下声音辨识率下降,或者随着患者年龄增长,会更早出现听力问题。同一噪声环境下,噪声所致的听力下降程度也有差异性,而这种差异与每个人对噪声的敏感度相关,也跟基因突变相关。易感基因携带者对噪声刺激更加敏感,据研究,线粒体基因、抗氧化通路基因以及细胞凋亡基因等都会影响个体对噪声的敏感性。

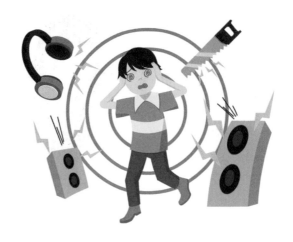

6.突发性耳聋的病因有哪些?

突发性耳聋是指在数分钟、数小时或 3 天以内突然发生的、原因不明的感音神经性听力下降,至少在相连的 2 个频率听力下降 20 分贝以上。突发性耳聋属于耳鼻喉科常见急症,全球各地每年的发病率在(5～20)/10 万。突发性耳聋的确切原因尚未明确,目前认为与以下三方面有关:①感染因素,包括病毒、细菌、真菌感染,最主要的是病毒感染;②血管因素,包括动脉粥样硬化、高血压、血栓形成、血液黏稠度增加等;③其他因素,如膜迷路积水、免疫介导的内耳损伤、基因突变、肿瘤、外伤、耳毒性药物等。此外,一些不良生活方式,如失眠、长时间大量吸烟、精神紧张及酗酒也会导致人的内耳血管出现供血不足、痉挛,从而引发疾病。长时间卧病在床、体质虚弱的患者,血管内部常会有小血栓的出现,而小血栓一旦脱落,会对血管产生堵塞,引起突发性耳聋。

7.突发性耳聋要怎样治疗?

人类耳蜗有一定的自我修复能力,对于较轻的听力损失,突发性耳聋患者发病后可能自愈;在严重的情况下,完全康复的概率则很低,需及时治疗。突发性耳聋的药物治疗包括糖皮质激素、血液流变学治疗(包括血液稀释、改善血液流动度以及降低黏稠度/纤维蛋白原)、营养神经药物和抗氧化剂等。糖皮质激素是治疗突发性耳聋的主要药物之一,用药途径包括全身用药和局部用药。另外,2016 年第十届欧洲高压氧医学共识会议推荐突发性耳聋患者使用高压氧治疗,从此高压氧也被广泛应用于突发性耳聋的治疗,尤其是针对发病早期的重度突发性耳聋患者,但高压氧治疗有一定的并发症风险,最常见的是中耳和鼻窦气压伤。气胸、肺气肿、急性上呼吸道感染、鼻窦炎患者,以及早期妊娠者等不能使用高压氧治疗。

8.什么是大前庭导水管综合征?

前庭导水管是位于内耳深部一个很细小的骨性管道,由于遗传因素或者胚胎期以及出生后一段时期的发育异常,可引起其扩大。大前庭导水管综合征是一种常见的内耳畸形,常合并其他的耳蜗或半规管畸形,高分辨 CT 或 MRI 等影像学检查可以明确诊断。据报道,80%的该病患者与基因突变有关。患者常常表现为出生时听力正常,在外伤或感冒后出现听力下降,稍大点的孩子会诉说自己有头晕、头痛或者恶心的症状,随着年龄的增长,患儿的听力往往会每况愈下。有前庭水管扩大畸形的患儿要预防感冒,避免剧烈运动,不宜参加竞技性体育运动和吹奏乐器。每次发作都可以用药治疗,一般是根据患儿的年龄体重给予激素和扩张血管的药物治疗。如果听力下降到一定程度,需要使用助听器辅助语言学习,如果助听器已经不能解决其语言发育问题,建议尽快进行人工耳蜗植入。根据听力下降情况,可以考虑一侧植入人工耳蜗另外一侧使用助听器双模式语言学习,也可以选择双侧同时植入人工耳蜗。

9.哪些原因可能造成先天性耳聋?

先天性耳聋是指出生时就存在的全聋或者不同程度的耳聋。先天性耳聋根据性质不同可以分为传导性耳聋、感音神经性耳聋和混合性耳聋。传导性耳聋主要由外耳道或中耳的炎症或发育畸形引起。感音神经性耳聋由遗传因素或环境因素引起,70%以上的患者由遗传因素也就是基因变异引起,环境因素包括感染(如风疹或单纯疱疹病毒)、早产、低出生体重、产伤、怀孕期间吸毒酗酒、黄疸、孕期糖尿病、孕期高血压(也叫先兆子痫)、围生期缺氧等。

10.哪些耳聋跟遗传有关系?

遗传性耳聋是与基因突变或染色体异常有关的听力损失。基因突变可引起外耳、中耳或内耳的结构或功能异常,从而导致多种类型的听力损失。遗传性耳聋既可以是传导性耳聋,也可以是感音神经性耳聋或混合性耳聋。同时,遗传因素使某些人比其他人更容易遭受环境因素影响,如噪声、药物或感染等因素暴露时,携带某些基因变异的人更容易出现听力损失。无论是先天性耳聋还是后天性耳聋都可能与遗传有关,但 60%~70%的先天性耳聋是遗传性耳聋。突发性耳聋也可能是遗传性耳聋,如大前庭水管综合征,常常在感冒、头部外伤等情况下表现为突发性耳聋。当怀疑是遗传性耳聋时,医生会根据病史、体征、家庭成员情况等综合分析进行基因检测来明确诊断。

11.健康夫妇会生育耳聋的孩子吗?

根据 2021 年世界听力报告显示,耳聋的发病率约为千分之三,大多数耳聋儿的父母是听力正常的健康人。耳聋的病因有很多,先天性耳聋有 60%～70% 为遗传性耳聋,遗传性耳聋根据遗传方式及表型不同,又可分为综合征型耳聋和非综合征型耳聋两大类,非综合征型耳聋又可分为常染色体显性遗传性耳聋、常染色体隐性遗传性耳聋、线粒体突变相关耳聋、X 连锁遗传性耳聋和 Y 连锁遗传性耳聋。研究表明,听力正常人群耳聋基因突变的携带比例超过 10%,根据遗传定律,如果健康的夫妇均为常染色体隐性致病基因的携带者,即使父母听力正常,也有 25% 的概率生育耳聋孩子。此外,除了遗传因素还有很多环境因素,如孕期用药、病毒感染、孕期糖尿病或高血压、围生期缺氧、低出生体重等都可能导致健康夫妇生育耳聋孩子。

12.家里有亲戚是耳聋患者,怎样知道会不会遗传给自己的孩子?

如果家里有亲属是耳聋患者,需要对耳聋患者进行耳聋基因诊断,如果确诊为遗传因素导致的耳聋,则该家族中听力正常的人也有一定概率携带突变基因,但携带的概率会因基因的遗传方式和耳聋患者与自己的血缘关系远近而不同。与耳聋有关的基因绝大部分为常染色体隐性遗传模式,耳聋的外显率和表现都会差异较大。因此,具有耳聋家族史的个体或拟生育的夫妇,应在孕前进行耳聋基因检测,以明确其基因突变的携带状态,评估预测未来生育耳聋儿的概率。

13.何时做耳聋基因检测最好?

耳聋基因检测分为两大类,耳聋基因筛查和耳聋基因诊断。耳聋基因筛查一般是针对具有生育要求的健康夫妇和新生儿,通过耳聋基因筛查,可以明确是否携带常见耳聋基因的常见变异位点。新生儿耳聋基因筛查和孕期耳聋基因检测原则上都是越早越好,以能够早期判断新生儿或胎儿有无遗传性听力损失风险,预留充足时间进行干预。对耳聋患者的耳聋基因检测,有利于评估是否为遗传性耳聋、是否为综合征型耳聋以及迟发性或渐进性听力损失、是否适合人工耳蜗植入等,也利于对耳聋患者家庭进行生育和婚配指导、对携带耳聋基因突变的药物敏感个体指导用药。因此,耳聋患者的耳聋基因检测时间虽不如孕期胎儿的紧迫,原则上也是尽早为好。

14.耳聋基因检测多久能出结果?

根据检测的项目不同所需时间也不同,常见的耳聋基因筛查是指利用耳聋基因芯片对发病率高的常见耳聋基因热点突变进行筛查,一般是 5～7 个工作日出结果。耳聋基因筛查为阳性的人需要进行一代测序验证来明确诊断,耳聋基因一代测序为耳聋基因诊断的"金标准",常见耳聋基因的一代测序约需要 10 个工作日。全部已知耳聋基因 Panel 检测或包含耳聋相关的未知基因的全外显子组或全基因组测序为二代测序,其目的是为耳聋患者提供明确的分子病因诊断,一般需要 1～2 个月出结果。

15.第一个孩子是耳聋患儿,第二胎会不会也为耳聋患儿?

如果第一个孩子是耳聋患儿,首先要通过基因检测明确第一个孩子是否是遗传性耳聋,如果第一个孩子是由于环境因素导致的耳聋,父母听力正常,且没有携带耳聋基因突变,第二胎的耳聋风险就相对较低,但也不能排除第一个耳聋的患儿为罕见的或未知的基因突变引起的遗传性耳聋。如果基因检测确定第一个孩子是遗传性耳聋,且明确了致聋基因和突变位点,可以对胎儿进行产前诊断,明确胎儿是否携带该突变位点。

16.药物性耳聋会遗传吗?

药物性耳聋是指使用特定的药物以后出现的耳聋,多由氨基糖苷类抗生素以及部分抗肿瘤药物等引起。药物性耳聋一般为双侧,多由高频向中、低频发展,伴有耳鸣或平衡障碍。药物性耳聋并非都是遗传性耳聋,某些个体对某些药物敏感,即使在安全剂量使用范围内也会出现耳聋,这是由于这类人群多携带线粒体基因突变。这种由于遗传物质改变引起的耳聋属于遗传性耳聋,遵循母系遗传特点,会由女性携带者遗传给后代,男性基因突变携带者不会遗传给后代。某些药物或者化学物质过量累积引起的内耳或听觉中枢中毒,造成的用药过量致聋,不属于遗传性耳聋,也不会遗传给后代。

17.怎样做耳聋基因检测?

耳聋基因检测可以通过采集被检者少量的血液、皮肤、毛发等进行检测,检测方法有基因芯片法、测序法和扩增阻滞法等方法。根据目的不同,耳聋基因检测主要分为耳聋基因筛查和耳聋基因诊断两大类。耳聋基因筛查主要是针对有婚育要求的健康夫妇和新生儿,通过检测以排除是否携带常见的耳聋基因变异。新生儿一般在出生 3 天后采集足跟血进行耳聋基因筛查。耳聋基因诊断主要是针对耳聋患者或有耳聋家族史的人群,耳聋基因检测有利于明确是否为单纯性遗传性耳聋或综合征型耳聋,预估是否为进行性耳聋以及评估再生育风险等。另外,部分孕妇若要进行胎儿耳聋基因检测,需经过医生评估,符合产前诊断标准的可以在合适的时机取少量胎儿绒毛或羊水进行基因检测。

(何海贤　含笑)

听力检查相关知识

1.新生儿有必要做听力筛查吗?

若家人都没有听力障碍,那新生儿还需要做听力筛查吗? 其实,目前的医学知识和技术手段还不能完全预防先天性听力障碍的发生。而正常的听力是语言发育的基础,听力正常的婴儿一般在 4～9 个月,最迟 11 个月即开始牙牙学语,为了让听障患儿赶上正常婴儿的发育时窗,留给家长观察并作决定的时间并不多,所以新生儿的听力筛查对听力障碍的早期发现和干预,以及促进听障患儿的言语等精神发育是十分有效的。

2.怎样进行新生儿听力筛查?

所有新生儿在出院之前都应接受使用生理学测试方法的听力筛查。对未通过初筛的新生儿,应在出生 42 天内进行复筛。对未通过复筛的婴幼儿,应在 3 个月内开始相应的医学和听力学评估,尽早明确诊断。凡符合针对性听力损失诊断的婴儿,应在 6 月龄内接受听力干预。干预后要对患儿进行定期追访,至少每半年一次,直至 6 岁。

3.怎样看听力筛查的结果？

目前,最常用的两种新生儿听力筛查技术为耳声发射和自动听性脑干反应。我国常用的初筛方法为自动筛查型耳声发射,由自助判读代替人工判读,减少检查者的主观意见及操作误差对筛查结果的影响,使测试条件达到一致。耳声发射主要探查耳蜗中外毛细胞的功能,也就是耳蜗功能。在筛查式仪器中,通常会给出两种结果:一种是"pass"通过;另一种是"refer"转诊,即需要进行复筛。在复筛过程中大概率会用到自动听性脑干反应,这是一种客观电生理检查,用于反应听觉神经通路的功能,设备会自动将所得到的测试波形与标准模板相比,也会自动显示"pass"通过或"refer"转诊。

4.筛查不通过的原因有哪些？

自动筛查型耳声发射显示不通过时常有以下原因:非病理因素常见于探头放置不好,耳道内耳垢较多或堵塞探头,胎脂,早产儿或个别新生儿早期外耳道壁发育不完善,外耳道软、扁、易塌陷;病理因素常见于外耳道狭窄、外耳道炎、囊肿、栓塞,异常的中耳压力、鼓膜穿孔、耳硬化症、胆脂瘤、囊肿、中耳炎等,先天性听力损失以及各种原因引起的耳蜗损伤。

5.听力筛查不通过该怎么办？

对初筛未通过的新生儿,应排除影响筛查的非病理性因素,在出生 42 天内进行复筛。对复筛未通过的婴幼儿,应在生活中观察其对声音的反应,在 3 个月内前往医院及有资质的诊断机构开始相应的医学和听力学评估,若听力学评估仍显示听力损失则需配合影像学检查,尽早明确诊断。

6.常见的听力检查包括哪些？

临床上常见的听力检查包括主观听力检查和客观听力检查:主观听力检查就是检查的时候需要患者和医生密切配合,主要有音叉试验、纯音听阈测试、言语测试以及声场助听评估;客观听力检查一般不需要患者配合,患者在安静或入睡的情况下可准确测出听力曲线,包括声导抗、声反射、耳声发射、听性脑干反应及多频稳态听觉诱发反应等。目前,临床上音叉试验已不常规应用,仅某些特殊情况可用到,如骨导偏向试验。纯音听阈测试一直是首选的听力学检查,其结果能体现听力损失的程度、听力曲线形状、双耳听力是否对称,并具有法律效力。在一些患者主观测试配合欠佳(如婴幼儿、伪聋),或需进一步验证听力结果时(如评残患者),医生可使用客观听力测试,声导抗可以测试受试者中耳情况,声反射可以对病变进行定位、面神经功能测试及助听评估等,耳声发射可以对毛细胞进行评估,听性脑干反应则可以得到准确的客观听力。随着科技的进步,听力检查技术也有了新的发展,目前还有很多新技术应用,此处不再详细介绍。

7.听力检查需要多长时间?

临床上最基本、最常用到的听力检查就是纯音听阈测试,这个所需要的时间因人而异,大概时间在十几到二十几分钟不等。纯音听阈需要患者和医生密切配合,当患者听力损伤轻、测试步骤简单时,所需的时间相对较短;当患者听力损伤严重、时间久远、测试步骤复杂时,所需的时间相对较长。此外,医生的讲解指导是否到位,患者的年龄、性别、文化认知程度等也会影响测试时间。除了主观听力测试,患者还常需要进行客观听力测试,如听性脑干反应,这个需要的时间会相对更久一些,通常在三十分钟左右。婴幼儿群体在进行听性脑干反应时,往往需要在睡前服用镇静药物辅助,调整婴幼儿深睡眠配合完成检查,这个过程更加复杂、多样化,家长如果没有认真听取医生意见提前做好准备,有时耗费一天时间孩子也无法完成检查。在成人群体里,如果不能安静配合(小动作较多干扰信号),所需要的时间也会相对延长。所以在整个检查过程中,需要耐心等待,尤其作为家长更要做好心理准备。

8.为什么需要做多项听力检查?

在前文提到听力检查包含主观听力检查和客观听力检查,其中又有很多种方式。那为什么有的患者测试项目少,有的患者测试项目多?那还是要从这些测试方式说起。首先主观听力检查目前主要有纯音听阈测试、言语测试以及声场助听评估,纯音听阈测试适用于绝大部分群体,测试的听力曲线能快速了解患者听力是否正常以及听力损伤程度和类型,并作为对听力损伤诊断和处理的依据。言语测试的言语结果可帮助医生得出更为准确的临床诊断,并能预估手术效果,为听力言语康复提供最直接、最重要的评价指标。声场助听评估可以通过结果了解助听器使用过程是否达到预期目的,判断助听器佩戴是否达到优化,还能帮助制订康复计划。客观听力检查中,声导抗可以通过对鼓膜外侧声能传递过程变化的测量,了解中耳功能状态。声反射可以对病变进行定位诊断,并可以预估听敏度、鉴别伪聋、测试面神经功能、评估助听器等。耳声发射可以对毛细胞进行评估,听性脑干反应则可以得到客观的听力。这些不同的测试互相补充验证,才能最终帮医生定位定性诊断疾病,制订更为精准的治疗方案,并能避免过度的大型检查。

9.听力检查为什么要用特制的屋子,有没有辐射?

听觉测试不同于其他测试,为了保证听觉测试结果的准确可靠,除了对听觉测试设备严格要求以外,对听觉测试时所处的环境也有特定要求,进行听力检查时必须具备适宜的测试环境。正常情况下,我们所处的环境充满了各种各样的声音,除了我们需要的声音,其他都统称为噪声。听力测试环境要求与周围的环境隔绝开,把需要相对安静的场所封闭在一个小空间,我们把这个小空间称为测听室。为了防止周围电磁场干扰,需要再增加一层屏蔽网,则叫作隔声屏蔽室。测听室的一般结构是在原有的建筑基础上又增加了隔声材料层和吸声材料层,并采用了空气夹层的双层结构,能大大提高隔声性能。隔声材料多为一些密度较大的材料,如三合板和钢板;吸声材料主要是多孔、松软的材料,如多孔吸声材料、穿孔性材料、空间吸声体和帷幕吸声等。这些材料都是没有辐射的,所以大家进入测听室时无须太过担心。

10.纯音听阈检查时的注意事项有哪些?

纯音听阈检查是临床上最常用的主观听力检查手段,检查时需患者坐于隔声屏蔽室内,头戴耳机,对耳机内听到的声音做出反应。听阈是指患者刚刚可以听到声音时,所给的各频率的声音的强度,所以测试时应注意以下几点:

在测试前,受试者要去除眼镜、助听器以及头戴饰品等。易发出声响的塑料袋、衣物等要妥善放置,避免干扰判断,手机关机或调至静音模式。

在检查过程中需保持一个放松的心态,认真聆听测试要求,努力配合检查。未听懂的指令,及时与医务人员沟通。若存在耳鸣情况,要尽力避免耳鸣干扰,准确对测试声音做出判断,避免误差。极重度听力损失受试者还应注意尽量避免骨气导的振触觉,即受试者在给声强度还没有达到其听阈时,已感觉到振动而做出的反应。

11.纯音听阈检查怎么做?听见的是什么声音?

纯音听阈检查包括气导听阈检查和骨导听阈检查。

（1）气导听阈检查：受试者佩戴气导耳机，通常先测试健耳或听力相对较好的耳。耳机内会播放不同频率的纯音，涵盖低、中、高频，受试者在刚能听到测试音时做出反应，重复测试，确定阈值，即为气导听阈。当受试者两侧耳听力差距较大时，还需利用噪声干扰较好的耳的听力，即为掩蔽。

（2）骨导听阈检查：骨导的测试步骤与气导大致相同，但测试频率只在250～4000赫兹，而且最大输出也较低。把骨导耳机放在任何一侧乳突，所得听阈基本上可以代表双耳中骨导好耳或相对好耳的阈值。骨导测试为了得到单侧耳的准确骨导听阈，亦需根据需要进行掩蔽。

测试声的类型根据需要可能为纯音、啭音、脉冲音或掩蔽时用的窄带噪声。

12.什么是高频听力损失？

高频听力损失是最常见的听力损失之一，指在高频率分段即2000～8000赫兹频段的听力损失，其受损的部位主要见于内耳耳蜗的底部，主要的影响因素是年龄，如常见的老年性耳聋，长期的噪声接触史亦可导致耳蜗底部受损，以及耳蜗毛细胞的功能衰退。

高频听力损失的患者常有五种表现：

（1）听不清楚别人说话的声音，尤其是听不清较小的说话声音。

（2）在较为嘈杂的环境中，识别言语能力较差，甚至是听不清楚两人或者多人对话的声音。

（3）发音、吐字不清楚，有"大舌头"现象，不爱说话，不爱和大家交流。

（4）听不到鸟叫声、虫鸣声或者电话铃声等高频率声音。

（5）听到的声音时常感觉不真实、不自然、不舒服。

13.声导抗检查的注意事项有哪些？

声导抗检查测试包括声导抗和声反射。在做此测试时应注意此检查是一种客观测试，检查过程受试者无须做出反应，检查前配合医生完成必要的病史陈述，如耳朵有无中耳炎病史、有无流脓流水情况等。医生用电耳镜检查受试者外耳道是否通畅，为了防止耵聍堵塞耳塞头，或过多的耵聍阻挡探测音的传入，影响结果准确性，必要时需要清理外耳道才可做检查；同时，检查外耳道的大小和走向，以便选择合适的耳塞，快速、准确密封外耳道。在检查过程中医生将中耳分析仪探头塞入耳朵内，会造成耳部的轻微不适感，检查期间不要说话、不要乱动、不要做咳嗽和吞咽等动作。

要特别注意当患者为难以配合检查的新生儿或儿童时,检查需在患儿熟睡时,由家长或助手扶抱完成。

14.怎样看鼓室图结果?

鼓室图的峰压位置、幅度以及整体的形态与中耳病变有密切的关系。根据以上参数,主要将鼓室图分为 A、B、C 三型。

A 型为钟型,多常见于正常耳和感音神经性耳聋。其中 A 型又分为 Ad 型和 As 型两种。Ad 型为高峰型(过度活动型),多见于听骨链中断、鼓膜病变,如鼓膜萎缩、鼓膜愈合性穿孔和鼓膜钙斑或镫骨切除术后。As 型为低峰型,鼓膜活动度降低,多见于中耳积液、耳硬化症或听骨链固定、鼓膜增厚等疾病。

B 型为平坦型,提示鼓膜及中耳系统不活动,多见于中耳积液、中耳明显粘连、鼓室肿物,也可见于鼓膜穿孔伴咽鼓管堵塞。

C 型为鼓室负压型,多见于咽鼓管功能障碍。

15.为什么中耳积液治疗一段时间后,鼓室图还是不正常?

很多中耳积液的患者,经过治疗后,鼓室图还是 B 型,这是为什么呢? 其实,影响治疗和结果判断的因素常见的有以下这些:

(1)感染因素:导致炎症出现的致病菌,如肺炎链球菌、流感嗜血杆菌等,在到达中耳后释放内毒素,可引发中耳黏膜的水肿、分泌物增加、毛细血管扩张等,多数患者使用抗生素却无法根本清除致病菌,所以导致治疗一段时间效果不佳。

(2)免疫异常:在针对中耳积液的病检中,可查出各类型免疫复合物,这就意味着中耳炎有可能算是变态反应的一种。

(3)咽鼓管障碍:中耳常通过咽鼓管与外界连通,若是患者本身出现上呼吸道感染等病症,则可诱发咽鼓管炎症,继而迁延至中耳,患者如果搞不清状况,无法从根本上解决感染问题。

(4)鼻咽部存在疾病:当患者的鼻咽部存在腺样体肥大、慢性扁桃体炎、慢性化脓性鼻窦炎等疾病时,可能导致中耳积液情况反复发作。

(5)恢复期积液没有完全消失:鼓室图并不是评价治疗进展的唯一方法,很多时候积液在消退的过程中需要通过其他手段,如耳内镜、纯音听阈检查等帮助判断疾病恢复情况,并不是鼓室图没有改善,病情就没有改善。

16.耳闷需要做哪些检查?

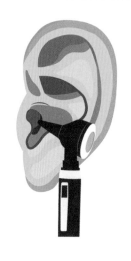

耳闷患者需要做耳鼻咽喉科专科检查、相关听力学功能检查、影像学检查等。

(1)专科检查:医生会通过电耳镜或耳内镜,检查患者的外耳道内有无耵聍栓塞、异物,外耳道皮肤是否红肿,有无疖肿、新生物、狭窄、骨段后上壁塌陷等情况。必要时可能会通过鼻咽喉镜对咽鼓管咽口进行检查。

(2)相关听力学功能检查:当存在鼓室积液、耵聍栓塞、鼓膜穿孔等情况时常常感觉耳闷,通过鼓室图检查来判断患者是否存在中耳功能问题;当存在突发性耳聋,常为低频听力下降时会感到耳闷感,所以通过纯音听阈测试来判断患者是否存在听力下降情况(必要时需结合听性脑干反应、耳声发射等检查);当存在咽鼓管功能障碍时会常常感到耳闷,所以通过咽鼓管功能的检查来判断功能是否存在问题。

(3)影像学检查:医生会通过颞骨 CT、MRI 等检查,来判断患者的中耳、内耳是否存在问题。

17.有哪些方法可以了解咽鼓管的功能状态?

咽鼓管是位于鼻咽部和中耳腔之间的通气道,咽鼓管的功能检查多有以下几种方法:

(1)通过声导抗检测,了解咽鼓管和中耳腔的功能,当鼓室图呈 C 型图时,常常提示出现了咽鼓管的功能障碍。

(2)咽鼓管测压法(TMM),通过检测鼻咽部及中耳腔两端压力变化,从而观察咽鼓管开放有无异常,是否存在不开放、延迟开放等问题来了解咽鼓管功能。

(3)电子鼻咽镜检查,可以了解咽鼓管咽口的开放程度,以及有无阻塞和压迫病变存在。

(4)咽鼓管造影,可以了解有无咽鼓管堵塞情况。

(5)影像学检查,做 CT 和 MRI 等影像检查。

(6)鼓室滴药法,此法仅用于鼓膜穿孔者,将有色或有苦味的药液滴入或注入鼓室,请患者做吞咽动作,并告诉检查者咽部是否有苦味及发生的时间,也可通过内镜观察咽鼓管咽口是否有有色液体流出,来判断咽鼓管功能。

（7）荧光素试验法,基本同鼓室滴药法,观察鼻咽部咽鼓管咽口是否有荧光物质的液体从鼓室经咽鼓管流出。

18.为什么需要做听性脑干反应？

听性脑干反应其实并不是听力,而是听觉信号在神经传导过程中各级神经元接力时产生的电位,这个电位会被贴在体表的电极记录到,从而得到波形图。其中,用来判断听阈的最常出现的波形叫 V 波,V 波与人的听阈有很好的相关性,所以在患者无法配合听力检查时,可以选择听性脑干反应。例如小孩子无法表达自己听不听得到时,可以用听性脑干反应来测试;有人假装听不到时,也可以用听性脑干反应来判断他是否撒了谎。当然,听性脑干反应还可以检查用来传导信号的听觉神经纤维是不是有病变,干扰了信号的传递。

19.怎样做听性脑干反应检查？

首先,检查要在隔声的电磁屏蔽室内进行,受试者可坐位或卧位,身心放松,医生会在特定的部位贴记录电极,用于电位的收集和记录,检查开始前佩戴耳机,检查开始后尽量不要有面部及颈部动作,耳机内会播放刺激声,用于评估受试者的听觉传入系统。其次,整个检查耗时由受试者状态及所需检查的项目多少决定。状态好的受试者波形重复性好,耗时就会相应减少。最后,医生会根据不同声腔刺激声所得到的波形,出具报告。

20.听性脑干反应的注意事项有哪些？

（1）成人:注意外耳道清洁,身体放松,检查虽不受清醒及睡眠状态的影响,但受到肌肉电位的影响,所以活动或肌肉紧张,可能会影响波形的引出和结果的判断。

（2）儿童:有耵聍堵塞的受试儿,建议先找医生清理外耳道,再做听力检查。由于低龄的受试儿无法配合,所以建议受试儿睡着时做该检查。

21.水合氯醛的不良反应有哪些？

由于儿童配合能力差,常不能顺利完成时间较长的检查或操作,需要对患儿进行镇静,应用较多的是具有镇静作用的 10% 水合氯醛溶液。一般该药作用时间是用药后 10～30 分钟起效,维持 1～2 小时。最常见的不良反应为对胃黏膜的刺激作用,易引起恶心、呕吐,过量使用能抑制心肌收缩,抑制延髓的呼吸中枢及血管运动中枢,引起肝肾损害,偶发过敏性皮疹、荨麻疹。由于大多数情况只是临床临时使用,不良反应出现的概率并不高。

22.听力下降了该怎么办,能恢复吗?

听力是否能恢复,要看听力下降的性质、原因以及发病时间长短。如果是传导性的听力下降,有可能通过药物治疗以及手术治疗使听力再恢复。有的患者有外耳道异物,比如外耳道耵聍堵塞等导致的听力下降,将耵聍取出后听力就能立刻恢复。而中耳炎导致的传导性耳聋,通过抗生素控制感染、鼓膜修补术以及听骨链成形术等可改善听力。如果是感音神经性耳聋,对于突发的耳聋患者临床上应用营养神经、扩血管、激素等综合药物治疗之后仍不能恢复的话,以后也是很难恢复;再比如老年性耳聋,也很难再恢复,目前药物对于感音神经性耳聋没有确切疗效,最有效的办法是佩戴助听器改善听力。如果是双耳重度以上的感音神经性耳聋,最终要考虑做人工耳蜗植入,才能有效地改善听力,尤其对于先天性的双耳重度感音性耳聋,比如遗传性耳聋,人工耳蜗植入是唯一有效的治疗方法。对于先天性的耳聋,则需要考虑及早做人工耳蜗植入,及早改善孩子的听力,在一岁之前就可以考虑做人工耳蜗植入,从而使孩子能够正常听到声音,能够学会正常说话,不会使孩子成为聋哑人。

23.听力为什么会时好时坏?

日常生活中总有患者感觉听力波动,比如游泳后听力下降、坐飞机时听力下降、听完演唱会后听力下降,但过一段时间后听力又仿佛有所恢复。常见的原因有以下几点:

(1)耵聍栓塞:有时过多的耳垢会积聚并阻塞外耳道,如再遇水膨胀或黏附于鼓膜,会影响声音传入,从而导致听力下降,当外耳道清理干净后,听力可恢复正常。

(2)神经性耳聋:通常由耳蜗、听神经和听觉神经中枢的器质性病变或代谢紊乱引起,或者影响了神经对声音信息的传递,导致患者的听力表现时好时坏。

(3)咽鼓管功能障碍:一般表现在乘坐电梯、高速火车或飞机时,外部气压急剧变化,但由于咽鼓管功能的障碍,对耳部内外压力的调节迟滞或失灵,耳部会有明显的闷胀感,导致人对外部声音的感知能力下降。

(4)听觉疲劳:又称"暂时性听阈偏移",当人在强噪声下暴露一段时间后,会引起暂时性听阈上移,听力变迟钝,让人感觉听力突然下降了,但是这种情况一般持续时间并不长,离开噪声场合,经休息后大多可以恢复。

(5)一些特殊疾病:如梅尼埃病,患者会出现波动性的听力下降。再比如大前庭导水管综合征,该病患者在感冒、头部撞击等特殊情况下,可能会引起听力的下降。发作期后,听力均有一定程度的回升。

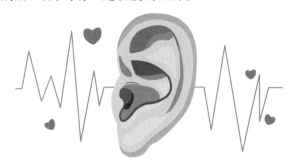

24.怎样在生活中观察孩子的听力变化?

婴幼儿的听力状况无法自己表述,需要在日常生活中进行观察,小儿听力学家较为系统地总结了需要观察的项目,具体如下:

满月前:周围突然有声响时,孩子是否会停止不动或紧闭双眼,睡觉时突然有声响孩子是否会睁开双眼。

1~2月龄:孩子听到声响是否会伸展手足,睡觉时听到声响孩子是否会觉醒或哭泣,睁眼时听到突然大的声响孩子是否会紧闭眼睛、哭泣,活动时听到打招呼或摇拨浪鼓的声音孩子是否会将脸慢慢转过来。

2~3月龄:睡觉时孩子听到锐利的声响是否会伸展手足,听到吵闹声、喷嚏声、钟声、吸尘声是否会睁眼,打招呼时是否会高兴地发出"啊"或"喔"声。

3~4月龄:睡觉时孩子听到声响是否会睁开眼睛或动手指,是否对听到的电视机的声音有反应(将脸转向声源),是否对怒吼声、亲昵声、歌声、音乐声等做出不同表现。

4~5月龄:孩子是否对日常各种声音表示关注,被叫名字时是否会慢慢转过头来(特别是妈妈的声音),听到意外的、不熟悉的、新奇的声音,是否会明显转过脸去。

5~6月龄:将闹钟靠近孩子耳边,其听到"嘀嗒"声是否会转过脸去,是否能分清父母的声音以及自己被录制的声音,是否会被突然增大的声音吓得抓紧或抱紧某物。

6～7月龄:对孩子说话或唱歌,是否能够得到回应,是否对电视机的声音、隔壁房间的声音或外面动物的叫声做出反应。

7～8月龄:对孩子说话或唱歌,其是否会一直盯着说话人的嘴型,有时会发出回答声,对电视广告及节目音乐声的变换做出反应,对近处一些突然的吼声或叫声感到害怕。

8～9月龄:孩子是否会发出"啊啊"的叫声,是否会学别人发出的声音,是否听到"不行""喂"等语气较重的词时,会缩手;将细小的声音靠近其耳边是否会转过头去。

9～10月龄:孩子是否关心外边的声音,会爬去找声源,别人不做示范就说"过来""再见"时,会做出反应;弄响隔壁房间的物品或在远处叫孩子,其会爬过去;是否对极细微的声音或细小声音的变化做出反应。

10～11月龄:是否会模仿别人说"妈妈""爸爸"等;轻呼其名时是否会转过头来。

11～12月龄:孩子是否会伴随音乐节奏舞动身子;一说"给我"时,就会把东西递过来;一说"在哪",就会朝放着东西的那个地方看。

12月龄以上:隔壁房间有声音时,孩子是否会觉得不可思议,或侧耳倾听,或打手势告知旁人。

(含笑　张滨)

听力保护相关问题

1.耳聋的预防措施有哪些?

首先,日常生活中,要合理饮食,戒除烟酒,避免过甜过咸食物,防止动脉硬化导致内耳缺血,从而导致听力下降;烟酒对听神经有毒害作用,尤其烟草中的尼古丁进入血液会使小血管痉挛导致内耳缺血。

其次,尽量避免损伤外耳道,避免外耳道进水,外耳道进水可能会引起外耳道或者是中耳的发炎,甚至鼓膜的穿孔,从而影响听力导致耳聋;避免挖耳,挖耳易损伤外耳道,导致感染、炎症,甚至可能损伤鼓膜,外耳道奇痒时,可用棉签蘸取少量甘油或酒精轻擦外耳道。

中耳的发炎也有可能会导致听骨链的破坏,也会加重传导性的耳聋,长期、慢性、反复的中耳炎,甚至有可能会引起神经性的耳聋;鼓膜穿孔或者是听骨链的外伤、中断,都会引起传导性耳聋。出现以上情况应及时就医治疗,减轻听力损伤。

再者,要预防药物性耳聋,对耳毒性药物要格外注意,尤其是儿童不要随便应用抗生素,应规范就诊用药,一旦发现药物引起耳聋迹象,应及时停药及早就医。老人、小儿、体弱及肾功能减退者应慎用耳毒性药物,孕妇应禁用耳毒性药物,这类药物对胎儿有明显毒害作用。

最后,应尽量避免熬夜、疲劳,这也有可能导致内耳的眩晕障碍,从而引起神经性的耳聋或者耳鸣。尽量避免噪声的刺激,如工业噪声及高强度音乐环境均会损伤听力,导致神经性的耳聋、耳鸣。

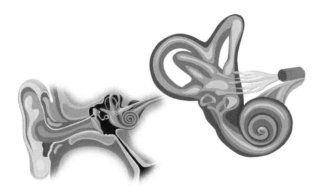

2.哪些职业需要注意保护听力?

很多特殊职业,其工作环境会对身体造成一些损伤,称之为职业病。由工作场所的噪声导致的听力损失是我国最为普遍的一类职业危害,那么有哪些职业会直接或间接对人们的听力造成不可逆的损伤呢?

(1)建筑工地的工作人员。建筑工地各种机器如电钻机、打桩机、吊车等,这些机械工作时的噪声都在90~110分贝,甚至会更高。在建筑工地工作的员工不仅要佩戴安全帽,更应该佩戴堵隔噪声的硅胶耳塞、耳罩等防护用品以减低噪声对听力的损伤。

(2)机场工作人员。在机场工作的地勤人员,经常暴露在飞机引擎的轰鸣声之下,正常情况下,85分贝以上的声音就可能引发听力损失,而飞机的发动机声能高达 140 分贝,就算是佩戴护具,耳朵也是长久处在外部压力较大的环境下,久而久之也会引起耳朵不适、耳鸣甚至听力下降。

(3)客服工作人员。客服工作人员长时间接打电话或佩戴耳机,很多都出现耳鸣、听力下降等听力问题,这些都是听力受损的表现。每天佩戴耳机超过 3 个小时,长此以往会对听力造成很大的损害。建议佩戴耳机要遵循"60—60"原则,耳机音量不要超过总音量的 60%,播放时间要少于 60 分钟。

(4)学校教师。教师是多种职业病的高发人群,慢性咽炎、静脉曲张、颈椎病都是教师工作者的职业病。听力损伤更是教师的另一个职业病。尤其是在幼儿园工作的老师,耳朵长时间暴露在孩子们的大喊大叫、哭闹中,会增加听力损失的危险。

当然,还有很多环境会影响到听力,除了佩戴合适的护耳器外,还要学会自我调节,日常生活注意保护个人听力。

3.大前庭导水管综合征的孩子在生活中有哪些注意事项?

大前庭导水管是最常见的一种内耳畸形,临床特点为进行性、波动性、感音性耳聋。大前庭导水管以婴幼儿多见,女性稍多于男性。随着影像学的发展,新生儿及儿童听力筛查的开展,大前庭导水管综合征的临床确诊率不断提高。大多患儿日常需要佩戴助听器,但其日常可能因为任何导致颅内压升高的原因出现听力的波动,并可能使本来就有限的残余听力出现更大的损伤,所以日常生活应当重视个人的保护,主要包括下述几个方面:

(1)严格防止头部外伤,不参加剧烈体育活动,避免头部倒立,不要做任何具有憋气动作的活动,包括用力大便。

(2)尽量避免感冒,不要用力擤鼻或咳嗽。

(3)如果在原有的基础上听力再次发生下降,应及时到医院就诊,按突发性耳聋治疗,应用血管扩张剂、神经营养剂,必要时使用类固醇激素。

(4)勿用耳毒性药物氨基糖苷类抗生素,如链霉素、卡那霉素、庆大霉素、威地霉素、阿司米星(丁胺卡那霉素)、奈替米星、核糖霉素、依替米星、硫酸庆大霉素等。如用任何药后,出现听力变化或耳鸣等,应及时停药评估是否有耳毒性。

(5)远离噪声,教育指导孩子关注听力变化,必要时可以用手机的音量大小来试一试,及时发现听力的波动,并及时治疗。

虽然有大前庭导水管这种出生缺陷,但临床上许多患儿除了听力差些,大多都很聪明,所以家长和患儿都要正视该病,尽可能利用现存的听力,用好助听器。

（乔汝汝　李秋红）

助听器相关问题

1.什么情况下需要考虑验配助听器?

经过临床治疗无效,形成永久性的传导性听力损失、混合性听力损失、感音神经性听力损失的患者,只要尚余听力,均可尝试佩戴助听器。

助听器的最佳验配范围为平均听力损失(PTA)在 40~80 分贝之间。当平均听力损失大于 80 分贝,助听器验配效果较差时可选择人工耳蜗植入,暂时不具备人工耳蜗植入条件者也应及时选配相应的助听器。当平均听力损失小于 40 分贝时,存在明显功能障碍者也应该验配助听器。

符合助听器验配的听力损失者应该遵循早发现、早干预的原则,即早期发现便及时佩戴助听器,并坚持每天佩戴。早期佩戴助听器的意义在于,减少听觉功能的退化,以提高助听器佩戴后的言语识别率。

2.助听器是怎样工作的?

助听器是一种电声放大器,它是将声信号经过传声器转换为电信号,再通过放大器处理放大后,由受话器还原成声信号传入人耳。助听器主要由传声器、放大器、受话器、音量控制装置、电池等组成。

传声器是将声信号转换成电信号的换能器,目前使用的传声器类型主要是驻极体电容式传声器和硅传声器;驻极体电容式传声器是一种利用能够长期存储电荷的材料制成的,硅传声器是一种新型的传声器,它的频响范围更宽、灵敏度更高、稳定性更好。另外,传声器中还包括全向性传声器和方向性传声器:全向性传声器是指对于来自 360°各个方向的声压灵敏度几乎相同,在儿童助听器的选配中,为了让儿童听取全部接近自然的声音,一般选取全向性传声器;方向性传声器可以选择性地拾取来自前方或者特定方向的声音信号,从而进行放大或者衰减,以达到降低噪声提高信噪比的目的,对于噪声环境下要求较高或者低频相对较好的患者有较大的益处。

放大器俗称"机芯",对传声器传来的信号进行放大处理,由于传声器已将声信号转换成电信号,放大器的主要作用是将小的电信号变成大的电信号。根据放大器对传入信号的放大处理方式不同,助听器分为数字助听器和模拟助听器;根据放大器输入与输出的特性,助听器分为线性放大和非线性放大,线性放大是指输入和输出按照1∶1的比例关系进行放大,非线性放大是指输入和输出不是按照1∶1的比例进行放大,输入和输出曲线斜率会发生改变。

受话器是将电能转换成声能或者机械振动的换能器,其工作原理是采用动圈式结构,电流流过受话器内部线圈产生磁力,带动膜片发生机械振动而发声。

助听器电池,目前广泛使用的是锌-空电池,其原理是以金属锌为负极,以空气中氧气为正极去极剂,强碱水溶液为电解液的一次化学电源。空气中的氧通过电池壳体上的孔进入附着在电极的碳棒上,负极锌被氧化,持久的化学反应产生1.4伏特或者1.45伏特电压。

3.怎样选配助听器?

助听器应该怎么选呢,是越贵越好吗？当然不是,科学合理地选配助听器,主要考虑以下几点:助听器外形的选择,助听器功率的选择,助听器品牌的选择,功能性障碍的主要特征。

(1)助听器类型:主要包括盒式助听器、耳背式助听器(常规耳背式助听器以及受话器外置式助听器)、定制式助听器、骨导助听器、CROS交互式助听器。盒式助听器又称"体配式助听器",由于其体积大、美观性差等原因,目前盒式助听器已逐渐被取代。耳背式助听器又分为常规耳背式助听器和受话器外置式助听器,常规耳背式助听器其优点是相对于盒式助听器体积小、美观性好,对于从轻度到重度不同的听力损失者都可以使用,对于手脚灵活性差、传导性听力损失者、婴幼儿,在外观能接受的情况下都建议选择耳背式助听器;受话器外置式助听器适用于定频较好的患者,可以选择开放耳,以减少堵耳效应。定制式助听器是根据听力损失者耳甲腔和外耳道形状制作的,目前有四种类型,即耳内式、耳道式、完全耳道式和隐形式,适用于重度听力以下且对美观要求较高的感音神经性听力损失患者。骨导助听器是通过头骨、皮肤甚至牙齿等途径将声波传至耳蜗来感受声音的,适用于小耳畸形、外耳道狭窄或闭锁、长期外耳道湿疹、慢性化脓性中耳炎的患者。CROS交互式助听器主要用于一侧听力正常或者接近正常,而另一侧耳全聋或者重度听力损失者。

(2)助听器功率的选择:患者需要依据听力损失的类型和程度进行选择,同等程度的听力损失,传导性听力损失和混合性听力损失所选配的助听器的储备功率要高于感音神经性耳聋,单耳验配助听器的储备功率要高于双耳验配。

(3)助听器品牌的选择:在尝试三种品牌的助听器后,对比其助听器效果,选择助听器效果好的一种品牌,在满足助听效果的前提下,根据自己的经济、喜好确定助听器的品牌及价格。

(4)功能性障碍的主要特征:不同的功能障碍以及不同的工作环境要求对助听器要求也有所不同,例如对于低频听力较好、听力损失较轻的患者则需要信噪比较高、降噪功能较好的助听器,而对于听力损失较重、传导性听力损失的患者,其选择的助听器对降噪的要求则会相对较低。

4.佩戴助听器会让听力下降得更厉害吗?

助听器验配合适的情况下,戴助听器不会对听力损失造成进一步的伤害,反而能延缓听觉功能的退化。合适的助听器验配则需要规范的助听器验配流程,而整个验配流程的质量取决于高素质的验配人员、合格的验配环境、配备完好的仪器设备、全面有条理的验配过程和质量管理系统。

首先助听器验配人员应是经过适当培训,被证实能够胜任为听力损失者进行专业的听力评估,选择、验配和投递助听器系统并提供康复服务的专业人士。另外,对于验配环境则需要具备专业舒适的验配区,周围环境噪声<35分贝,具备能够测试小于20分贝的气导听阈和30分贝的骨导听阈的测听室。

完整的助听器验配过程一般包含六个阶段:患者档案建立、病史采集、助听器的验配、效果验证、验配后咨询、随访。其中,助听器的验配和效果验证尤为重要。助听器的验配需选择合适的耳部耦合原件,如所选的助听器系统需要定制耳模或耳外壳,应取耳印模,同时使定制部分(耳模、耳外壳等)达到合适的声学特性。在将助听器佩戴到患者的耳部进行参数调整前,先对增益、压缩、最大声输出等进行预设,助听器参数精细调节时,应与患者密切互动,以达到最佳效果。佩戴助听器后,需要在代表小声、平均声和大声言语的不同水平进行测试,确保患者不会遭遇过大的声音,以免对听力损失造成进一步的损伤。

佩戴助听器后,还要根据个人的需求和感受不断进行调整,通过跟踪随访和定期调机,验证助听技术和听力改善情况,从而确保助听器的最佳效果。

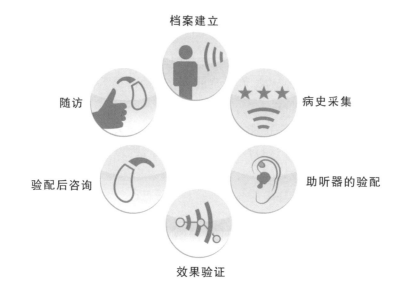

档案建立

病史采集

随访

助听器的验配

验配后咨询

效果验证

5.佩戴助听器后还听不清或不舒适该怎么办?

部分患者在佩戴助听器后还是听不清,尤其在老年人群中这种情况尤为明显。老年性耳聋的特征为:①听力下降,主要表现为隐匿性、缓慢进行性的双侧对称性感音神经性耳聋,多以高频下降为主。②言语识别率下降,主要表现为能听得到声音,但听不清声音的内容。因此,部分老年性患者佩戴助听器后能听到声音却听不懂别人说什么,且随着听损时间越长干预后效果越差。

为避免助听器佩戴后言语识别率差,听力损失患者应该在存有永久性听力损失后,及时佩戴助听器,助听器佩戴越早,听觉功能保留越好,验配助听器言语识别率越高。

大部分患者需要一个适应期,可以通过循序渐进的方法度过适应期,一般以 4 周为 1 个适应期:第 1 周,可以不用全天佩戴,每天佩戴 2～3 个小时,在相对较安静的环境下使用;第 2 周,每天佩戴时间增加到 3～4 个小时,可以在户外相对较安静的环境如公园中使用;第 3 周,则可每天佩戴 4～6 个小时,在相对稍微嘈杂的环境下使用;第 4 周开始,全天佩戴,在任意场所尝试佩戴。这样循序渐进的使用,可以增加助听器佩戴者的舒适度。

6.使用助听器时需要注意什么?

助听器是一种电子产品,长期佩戴可能会使助听器暴露于汗水、耵聍等,因此合理利用以及定期清洁保养会延长助听器的使用寿命。每次使用助听器时要保持干燥,如果助听器有耳垢、污染物、水渍等,一定要及时清理,做到每两周用75%的酒精棉球对助听器机身消毒清洁。若是油性耵聍的耳朵,则每天清洁。助听器使用后,每天放入助听器干燥剂里,确保助听器保持干燥,在空气湿度较大的情况下,要每周用电子烘干器进行烘干。

在急性外耳道炎、鼓膜炎、化脓性中耳炎(处于流脓感染期)时暂且不要佩戴助听器,以免加重炎症及损坏助听器,因为分泌物易使助听器受潮甚至腐蚀助听器受话器。

当助听器不使用的时候,应打开电池仓门,将助听器放在干燥盒内,切记不要放在过热或者特别潮湿的地方。此外,助听器还应远离儿童和宠物,儿童易误吞助听器电池,宠物易咬碎助听器。

助听器电池在助听器提示电量不足时应及时更换,以防影响助听器的输出。由于助听器电池为锌-空电池,当接触氧气时便开始产生化学反应,产生电压,因此助听器电池使用之前切勿将电池贴片扯下,以免影响电池的正常使用。

7.儿童佩戴助听器需要注意什么?

儿童验配助听器的目的是通过放大干预,使儿童获得所需要的增益,为以后的听觉康复打下良好的基础。但由于儿童群体的特殊性,无法精确地表达主观感受,给验配带来了更大的挑战,既要确保能给予儿童足够的增益,以防影响儿童语言的发育,又要避免因过度放大声音,对患儿的残余听力造成二次损伤,因此,儿童助听器验配更应谨慎。

全面精确的听力检查是儿童助听器验配的前提,婴幼儿从出生听力筛查到确诊助听器验配,一定需要多份数据一致的临床听力测试报告,必须有各频段骨导和气导的主客观报告相互交叉验证。值得注意的是,听性脑干反应结果不能反映真实阈值,还需要结合行为测试进行判断。一般来说,6个月以上、2岁以下的幼儿可选择视觉强化,2岁以上的儿童可尝试游戏测听以获得双耳气骨导阈值。

儿童语言的发育依靠正常的听觉,因此为避免错过儿童语言发育黄金期,应该及早地进行干预。而且对于儿童,只要双耳还有残余听力,应该进行双耳干预,避免单耳干预造成双耳长期接受不对称的声音刺激、不等量的信息输入,使得没有佩戴助听器的一侧耳对应的听觉中枢对语言的理解能力逐渐下降,这被称为听觉剥夺效应。

关于助听器类型,儿童应选择耳背机并根据生长发育定期更换耳膜,不建议过早地选择定制机。在进行儿童助听器验配时应该使用在儿童身上验证过的增益处方公式、常模数据和验配方法。此外,真耳分析在儿童助听器精准验配中起着重要的作用,由于儿童外耳道容积较小,个体差异较大,戴上助听器后外耳道容积更小,导致在儿童耳内产生的声压级要比成人大,再加上儿童无法精确表达,为防止增益过大,对儿童残余听力造成进一步的损伤,在儿童助听器的验配时有必要进行真耳与耦合腔差异的测试。

在助听器验配以后,儿童应该3~6个月进行及时的复查,第一是复查听力,以观察听力有无改变,以便对助听器进行及时调整;第二,要及时测试助听器效果,看助听器效果是否达到最佳状态;第三,儿童的外耳道容积还在发育中,要及时地进行真耳与耦合腔差异测试,以辅助助听器的调试,使助听器达到效果最大化。

8.助听器验配时应该选择单耳还是双耳?

原则上双耳听力都有损失且均在助听器适配范围,应该双耳验配助听器。主要原因有以下几点:双耳佩戴助听器可以保持听觉平衡,提高声源定位能力;双耳佩戴可以提高信噪比,有更好的言语感知,尤其在噪声环境下,听觉更自然,更舒服;防止听觉剥夺效应,保护残余听力。双耳听力损失时,如果仅对单耳干预,另外一只耳随着时间的延长,可能发生听觉退化的现象;提高声音响度,双耳佩戴助听器将提高声音总体响度。

也有一些情况可选择单侧佩戴助听器:仅有一侧耳听力损失在助听器的验配范围时,应单耳选配助听器;双耳听力均有损失,但一侧耳为极重度听力损失,超出助听器的验配范围时,也建议单耳选配助听器,另外一侧耳植入人工耳蜗,采取双耳双模式干预;当双耳均有听力损失,且均在助听器验配范围,但经过验证以及患者感受,双耳效果较单耳效果差,也应选择单耳选配,但最好双侧轮流佩戴助听器,以防止听觉剥夺。另外,双耳均为助听器的适应证,且双耳佩戴效果较好,但因经济或者其他原因只能选配一台助听器时,应该选择功能性障碍相对较轻的一侧耳验配。

(乔汝汝 李秋红)

人工耳蜗植入相关问题

1.人工耳蜗的工作原理是什么？

麦克风从环境中接收声音后,将信号通过导线传到言语处理器,言语处理器选择有用的信息按一定的言语处理策略进行编码,将信号通过导线传至发射线圈并跨过皮肤传入植入体。植入体解码这些信息,并根据信息的命令发放电脉冲刺激到耳蜗内的电极,电极刺激听神经纤维,听神经接收到电信号,再将它们传送到大脑的听觉中枢,最后大脑将电信号识别为声音而产生听觉。

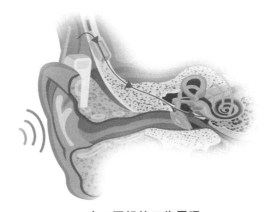

人工耳蜗的工作原理

2.哪些人适合做人工耳蜗？

人工耳蜗手术适用于各个年龄段的重度及全聋患者,包括语前聋、语中聋、语后聋。其前提条件是听神经(蜗神经)以及听神经中枢的功能必须是完好的。

语前聋指在学习语言前已存在听力障碍,这类儿童植入人工耳蜗一般需要满足以下条件:①双耳重度或极重度感音神经性耳聋。②最佳手术年龄12月龄至5岁。③佩戴合适的助听器,经过听力康复训练3～6个月后听觉能力无明显改善。④无手术禁忌证。⑤家长对人工耳蜗的疗效有合理的期望值。⑥有进行听力康复训练的条件。

语后聋指已习得言语能力的患者,植入人工耳蜗的要求是:①各年龄阶段的语后聋患者。②双耳重度或极重度感音神经性耳聋。③助听器验配收效甚微。④无手术禁忌证。⑤愿意回归有声世界。

3.人工耳蜗手术前需要做哪些检查?

植入人工耳蜗前需要进行耳部查体、听力学和影像学检查,还需要对人工耳蜗使用者进行行为智力发育和精神心理学的评估。

(1)耳部专科检查:如外耳道检查、鼓膜检查、中耳是否有积液以及咽鼓管检查等。

(2)听力学检查:包括佩戴或不佩戴助听器的纯音听阈检查和言语识别率检查、声导抗、听性脑干诱发电位、多频稳态诱发电位、耳声发射等,根据需要还应行 40 赫兹相关电位、儿童行为测听等检查。

(3)颞骨高分辨率薄层 CT 检查:观察中耳、内耳(包括耳蜗)、内听道(包括听神经)发育情况等。

(4)内听道 MRI 水成像检查:检查蜗神经发育情况,判断耳蜗有无纤维化、骨化等。

(5)行为智力发育以及精神心理学评估:观察患者行为发育与同龄人的差别,评估智力发育是否低下或障碍以及是否有癫痫、自闭等其他疾病。

4.单侧耳聋者可以植入人工耳蜗吗?

单侧耳聋者特指那些一侧耳听力正常,而另一侧耳存在重度、极重度听力损失的患者。在言语发育关键期发病或者存在长时间的听力剥夺,会导致听觉功能重塑,大脑易发生交叉知觉模式重组,从而影响其声源定位能力、噪声下言语识别能力。

已证明人工耳蜗植入是解决单侧耳聋患者听力问题最有效的干预措施。单侧耳聋患者植入人工耳蜗后,其立体听觉声源定位能力提高,能够平衡双耳间时间差及响度差,重建双耳听力。考虑到单侧耳聋听觉中枢的不良重塑及人工耳蜗对双耳听力重建的意义,国际上倾向对于单侧耳聋患者尽早行人工耳蜗植入。

5.什么情况下可以双侧同期植入人工耳蜗?

双侧同期植入人工耳蜗的适应证如下:

(1)语前聋患者:①双耳重度、极重度感音神经性耳聋患者。②监护人或者植入者本人对人工耳蜗有正确的认识和适当的期望值。③具备听觉言语康复教育的条件。

（2）语后聋患者：①双耳重度或极重度感音神经性耳聋，助听器效果不能有效改善听觉言语交流。②植入者本人或监护人对人工耳蜗有正确的认识和适当的期望值。

当符合双侧同期植入人工耳蜗适应证且双侧耳蜗不存在内耳严重畸形（如Michel畸形、耳蜗未发育）、听神经缺如或中断，中耳乳突腔不存在急性炎症时，经济情况允许的条件下，即建议可以双侧同时进行人工耳蜗植入。

6.双侧同期植入人工耳蜗的优点是什么？

在过去十年内，人工耳蜗植入已经成为重度、极重度听力损失患者最有效的干预措施。单侧人工耳蜗植入的患者可以获得较大的听觉能力提高，但是较多研究显示，单侧人工耳蜗在噪声下聆听以及声源定位等的能力远远低于双侧人工耳蜗植入者或者双耳双模式佩戴者。自从1996年欧洲进行第一例双侧人工耳蜗植入后，双侧人工耳蜗植入者的人数迅速增多。当助听器效果有限、双侧均需要植入人工耳蜗时，建议双侧同期植入，其优点为：①同期植入有利于康复。②同期植入可减少麻醉痛苦和护理照顾。③同期植入可减少因分期手术带来的非植入耳的听觉剥夺效应。④同期植入较分期植入，更能明显提高言语识别能力，特别是噪声下的语言理解力。⑤同期植入可以提高声源定位能力。

7.人工耳蜗手术的流程是什么？

（1）备皮、麻醉与体位：术前一天备皮，婴幼儿剃全头，成人患者需要剃除做手术的耳朵周围5厘米（至少）范围的头发。患者气管插管全身麻醉后，取仰卧位，需要手术的耳朵朝上。

（2）切口：耳后沟后方0.5厘米处做切口，婴幼儿3～4厘米，成人4～6厘米。

（3）切除部分乳突气房，开放面隐窝，充分暴露蜗窗膜。

（4）制备移植床：按照拟植入耳蜗的接收—刺激器形状磨制移植床。

（5）植入刺激电极：对于直电极，推荐使用蜗窗植入法，对于各型号的弯电极，多采用蜗窗前下开窗或者扩大蜗窗入路植入电极。

（6）关闭术腔：缝合时确保肌骨膜瓣可将植入体完全覆盖。

8.人工耳蜗在植入多久后才能开机?

一般术后 3～5 周时人工耳蜗的体内部分特别是电极参数较为稳定,此时开机检查所有设备是否运行正常并激活人工耳蜗,调试初始程序。人工耳蜗调机通常在 3 个月内可达到稳定水平,但要发挥最大效果通常需要 1～2 年的时间,所以不同的耳蜗中心虽调机安排不尽相同,但都在第一年随访比较频繁,往后可根据患者需求前往。

9.人工耳蜗植入后多久能说话?

人工耳蜗植入后,还需要开机、调试等一系列过程,帮助患者达到最优的聆听效果。当然语后聋的患者本身就有语言基础,并没有说话的顾虑。对于没有语言基础的患者,从能听到声音到听懂语言,再到用口语表达出来,是一个较漫长的康复过程。根据现有的研究成果,重建听觉和语言的时间窗是在 3 岁半之前,越早植入人工耳蜗,后期语言发育的效果越好,在 18 月龄内进行干预的患儿可按时进入正常学校就读。当然植入时间也不是唯一的影响因素,术后的康复教育、家庭支持和语言环境,都将影响语言的康复效果。

10.植入人工耳蜗后为什么需要语言训练?

由于不同患者听力损失的持续时间、认知能力不同,个体植入人工耳蜗后的效果有较大的差异,大部分使用者从开机就有效果,但所听到的声音并不是健康人群所听到的。根据耳蜗不同的编码策略,人们所能感知到的声音也不尽相同,所以植入耳蜗后适度的听觉训练对获得最佳植入效果非常重要,这种听觉训练在开机后就需开始,这就是为什么要求患者保证每天的耳蜗佩戴时间,声音的持续输入对神经的重塑和听觉系统的重建至关重要,从语境中获得信息和音素的分辨,都是需要经过不断训练的。

11.佩戴人工耳蜗需要注意什么?

佩戴人工耳蜗的患者在日常生活中,首先,要注意保护头部,避免进行有剧烈撞击的运动,也不建议参加有肢体对抗的项目,如篮球、足球等,可适当参加自行车、骑马等项目,但需要佩戴专业的头盔护具。大部分水上活动是可以参加的,通常需要取下言语处理器,佩戴游泳套件,但不建议参加深潜,因为水压可能对人工耳蜗使用者造成伤害。

其次,要预防周围的静电干扰。静电干扰可能会导致人工耳蜗的言语处理器发生故障,所以应注意可能产生静电的行为和环境,如衣物摩擦、雷雨天气、干燥季节时自身的电荷等。

再次,注意耳部卫生,尽量避免出现耳部感染,影响耳蜗植入体的效果。

最后,患者因其他原因进行一些医疗操作,如进行 MRI 检查、CT 检查、理疗等应先仔细阅读耳蜗的说明书或咨询医生及耳蜗厂家工作人员,避免造成不必要的伤害。

12.影响人工耳蜗植入效果的因素有哪些?

影响人工耳蜗植入效果的因素有很多,首先取决患者的自身条件:①耳聋的时间越长,康复时间需要更长,效果相对较差。②致聋的病变部位,如果病变仅在耳蜗毛细胞效果一般良好,如果听神经或后通路有问题则效果较差。③耳聋程度,是否有听觉反应也会影响植入效果。④听神经残存数量,必须有一定的残存数量才能保证人工耳蜗起效。⑤耳蜗是否存在畸形,严重耳蜗畸形的患者效果普遍较差。⑥其他影响因素还有文化程度、智力水平、耳聋时间、植入年龄、术前语言能力和聆听经验,以及患者对重获听力的渴望程度和期望值等。儿童和成人语前聋常常较语后聋效果差,语前聋 7 岁以前植入要比 7 岁以后植入的效果好。

其次是手术因素,手术时电极植入是否顺利、电极植入的深度和位置、是否有手术并发症、电极是否打折损伤等都会影响效果。

另外,术后康复情况也对植入效果有影响。人工耳蜗植入术后需要定期调机,确保人工耳蜗处于最佳工作状态并适应使用者的需求。多数使用者术后需要辅助听觉和言语康复,康复手段以及康复时间也是重要的影响因素。

除患者自身条件、手术因素、术后康复情况以外,患者是否习惯日常坚持使用人工耳蜗,是否不依赖于看口型、真正依赖于通过人工耳蜗听的作用来交流等都会对植入效果有影响。有研究结果表明,同种条件下人工耳蜗使用的频率和时间直接影响疗效,所以鼓励患者术后规律佩戴人工耳蜗,促进康复。

13.人工耳蜗植入术后调机的目的是什么?

对于先天性双侧极重度耳聋的患儿,人工耳蜗植入手术只是进入声音世界的第一步,在术后一个月左右开机,患儿才真正进入聆听的世界,之后还需要定期进行调试。目前,常规调试时间安排为开机后的前 3 个月每月调机 1 次,之后每 3~6 个月调机 1 次,待听力稳定后调试时间的间隔会延长,最终 1 年调机 1 次。具体调机时间,会根据个人情况做出相应调整。首先,需要向家长们解释一下,开机后孩子虽能听到声音,但并不代表能达到如同正常人一般的聆听效果,我们并不清楚他们是不是能听到所有应该听到的环境声,还是只听到其中有限的一部分声音。所以,调机的目的就是要确保孩子尽可能听到更多的声音,听到的声音更清晰、更舒适。调机还可以评估孩子现阶段的人工耳蜗使用效果,大致判断孩子现阶段的听觉言语发育水平;检测人工耳蜗工作状态以及查看孩子的佩戴情况;根据目前孩子存在的问题,调整人工耳蜗系统的参数设置,如 C 值、T 值、言语处理策略等。

14.人工耳蜗需要反复多次调试,为什么不能一次就调到最好呢?

首先,很多患儿术前由于听力损失程度太重基本上并无听觉经验,所以一开机,会对突如其来的不明声音感到害怕,表现为哭闹、寻求家长安慰等,反应过激者可能会拒绝佩戴人工耳蜗。因此,开机后患儿需要一定的时间慢慢适应人工耳蜗带来的声音,慢慢接受,同时习惯人工耳蜗的陪伴。为了让患儿更快、更好地接受人工耳蜗,听力师在开机时设定的参数都相对保守,目的是让其在日常使用过程中慢慢适应,随后听力师可根据适应情况安排不同的时间调试设备,直至将参数调试到最佳,满足其听觉和言语发育的需求。

其次,刚开机时,手术后创伤还在愈合中,植入电极与人体组织也在不断进行生物融合,人体耳蜗内的环境还不是很稳定,因此,人工耳蜗内的某些参数也需要根据耳蜗内环境的变化发生改变,以求让人工耳蜗的效果达到最佳。

最后,由于年龄小、听声经验不足和语言发育迟缓,大部分患儿并不能像成人患者一样主观描述自己人工耳蜗的使用情况。所以听力师只能依据患儿家长的反馈,以及现场效果评估结果,同时结合自己的经验为患儿进行调机。但是这个过程会受到多方面因素的影响,如家长无法准确描述孩子的听声反应、孩子不能很好配合完成评估测试等,从而导致听力师无法精确获悉孩子的人工耳蜗使用情况,调试的效果必定会受到影响。因此,术后需随访多次,获得更多的信息和更加准确的评估结果,才能将设备调试到最利于儿童听觉与言语功能发展的状态。

需要注意的是,人工耳蜗调试到最佳状态之后仍然需要定期随访。这是因为随着佩戴时间的延长,孩子感知声音的主观感受可能会发生变化,同时,在孩子成长发育过程中,机体生理状况的改变也会导致原来的人工耳蜗调试参数改变,需要做一定的调整,定期随访可以及时发现这些问题,尽早解决问题,以免影响聆听效果。

定期调机和随访对于婴幼儿人工耳蜗术后效果达到最佳很重要,所以,希望各位家长尽可能地按照与听力师预约的时间定期随访和调机,不能因为怕麻烦等原因而耽误孩子的康复。

15.人工耳蜗植入后如何做听力和语言的评估?

听觉功能评估指通过声场助听评估、行为测听和言语测听反映听声的效果;言语功能的评估指对言语的可懂度、清晰度、句子和词汇的掌握程度等进行系统和全面的测试。

植入者术后的言语听觉及语言发展到底怎样,目前仍无统一和标准的体系对此做系统评估。对不同年龄、不同认知能力和语言水平的患者,其评估测试方法也不尽相同。随着国内人工耳蜗植入术的开展,近年来中文言语测听方法的研究取得了很大的进步。语后聋成人患者,有一定的听觉言语基础和经验,听觉言语中枢也已经发育,在丢失听觉后可很好地通过视觉来进行补偿,在人际交流中使用唇读的频率很高,因此需测试此类患者的唇读能力。语前聋儿童由于术前没有或仅有很少的听觉言语基础,听觉语言中枢未发育,认知能力的发展受到影响,因此对此类患者的评估与成人语后聋患者有所不同。对语前聋患儿植入后效果的评估,是一个相对较复杂且具有挑战性的工作,涉及儿童的听力障碍程度、词汇量、语言水平、年龄、注意力、情绪、认知能力和疲劳程度等多方面;要针对不同的年龄和康复水平,将多种测试方法组合应用,以便综合测试儿童个体的言语听觉和语言能力。

此外,汉语和西方语系存在显著不同的特点,汉语属于声调语言,声调与音节一样,具有表义的重要作用,且目前研究认为声调识别和音乐感知存在相同机制,因此针对普通话声调这一特点的评估亦显得尤其重要。目前,国内的测试材料大多包括了声调识别的测试。

16.人工耳蜗可以使用多久?

人工耳蜗属于终身使用的人工器官。人工耳蜗分为植入体和体外机,对于大部分的植入体,大概可使用70~90年,未来技术还会进一步发展,如无明显故障,终身不需要更换,儿童时期植入的患者一生中存在1~2次升级更换的可能。而体外机属于电子产品,设计寿命一般为20~30年,如果保养得当可以长期使用,也可根据自身情况定期更换,通常人工耳蜗厂家会提供长期的检修和维护服务。

(马小洁　含笑　乔汝汝)

眩晕相关问题

1.家里人突然发生眩晕该如何处理?

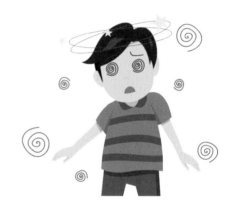

家里人突发眩晕,伴有恶心、呕吐、心慌、胸闷、出冷汗,首先要查看其是否有意识丧失,能否说话,是否有偏瘫。如果平时没有高血压、糖尿病、高脂血症,意识是正常的,那么多数眩晕是耳源性的。这时候应安抚患者,静卧休息。如果频繁呕吐,要侧卧或者俯卧,防止误吸;家里如果有晕车药,可以吃上药睡一会,眩晕缓解后到医院就诊。

2.出现眩晕为什么需要看耳鼻喉科?

出现了眩晕,多数患者会首先想到可能是大脑出现问题,首诊于神经科,等完善了颅脑及脑血管相关检查后仍然没有发现问题,就不知道下一步该怎么办了。其实,多数眩晕病因在于耳朵,前面说过内耳由耳蜗、前庭及半规管三部分组成。耳蜗负责听力,产生听觉,前庭和半规管负责人体平衡功能。如果耳蜗

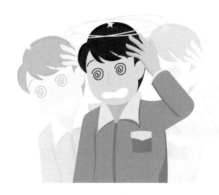

出现问题,会出现耳鸣和听力下降,如果前庭和半规管出现问题,就会出现眩晕,常见的体验有天旋地转感,或移动感、漂浮感、踩棉花样、走路不稳易摔跤等。根据内耳器官受累及的范围不同,可有不同的临床症状,例如眩晕的同时可以伴随耳鸣、耳闷胀感和听力下降,也可以不

伴随这些耳蜗症状。因此,若出现眩晕,需要到耳鼻喉科就诊。

3.耳朵里真的有"石头"吗?

耳鼻喉科有种常见的眩晕疾病叫良性阵发性位置性眩晕,俗称"耳石症"。这种病是耳朵里出现了石头吗?其实,"耳石"是指附着在内耳椭圆囊囊斑上的耳石颗粒,如果脱落的耳石颗粒进入半规管,可以在半规管的内淋巴液中浮沉滚动,当体位改变、头部运动时,耳石颗粒受重力作用发生位移,引起内淋巴流动,进而刺激半规管毛细胞,从而导致眩晕。该病的眩晕发作很有规律,在患者体位改变时(如抬头、低头、躺下、起床、翻身)出现,表现为天旋地转感,一般不超过1分钟,有时候伴有恶心、呕吐,患者还会出现特征性的眼球震颤。此病的确诊需要进行位置试验检查,明确诊断后可行耳石复位治疗,包括手法复位和仪器复位。此病常具有自限性,但易复发。

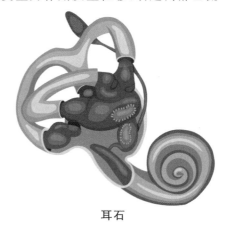

耳石

4.什么是突发性耳聋?

突发性耳聋是指72小时内突然发生的、原因不明的感音神经性听力损失,常见的临床表现有耳鸣、耳闷胀感、听力下降、眩晕和头晕、耳周感觉异常等,是常见的耳鼻喉科疾病。根据听力损失累及的频率及程度可以分为四种类型,即低频下降型、高频下降型、平坦下降型和全聋型,其中伴有眩晕的全聋型预后最差。突发性耳聋的治疗效果取决于发病后的就医治疗时间,发病后1个月以上就医者治疗效果不佳。因此,出现耳聋要尽早就医。突发性耳聋病因不明,可能跟血管性疾病、病毒感染等有关,精神紧张、压力大、情绪波动、生活不规律、睡眠障碍等也可诱发此病。

5.什么是梅尼埃病?

梅尼埃病曾被称为美尼尔综合征,是一种原因不明的且以膜迷路积水为主要病理特征的内耳病。该病发作时表现为眩晕,多为天旋地转感,患侧耳朵有耳鸣、耳闷胀感,以及波动性听力下降,通常持续20分钟到数小时不等,常伴有恶心、呕吐、走路不稳,部分患者可有血压升高、心慌、出冷汗,发作过后耳鸣、耳闷胀感可缓解,听力亦可部分改善。此病高发于中老年人,儿童少见,有部分会发展为双侧梅尼埃病。

梅尼埃病的治疗分为发作期治疗和间歇期治疗。发作期治疗的目标是控制眩晕,缓解不适症状。多数患者可有恶心、呕吐,因此需要补液支持治疗,同时使用前庭抑制剂如异丙嗪肌注缓解眩晕。间歇期治疗的目标是减少或预防眩晕发作,尽最大努力保护听力和前庭功能。

6.什么是前庭神经炎?

前庭神经炎是一种常见的周围性眩晕疾病,是前庭神经不明原因受到损伤导致的,任何年龄、任何季节均可发病。部分患者在发热、呼吸道或者泌尿系统感染后出现,青中年患者居多,无性别差异。临床表现为急性、持续性眩晕发作,多为天旋地转感,常伴有恶心、呕吐和姿势不稳,没有耳鸣、耳闷胀感及听力下降,也没有声音嘶哑、饮水呛咳和感觉障碍、运动障碍等神经系统症状;急性期可以发现患者有水平为主略带扭转的自发性眼球震颤,天旋地转感可持续2~3天后缓解,后期会出现持续走路不稳,活动后加重,可伴有视物模糊。患者如在急性期不能得到及时有效的临床干预,容易导致病情迁延。

7.眩晕会遗传吗?

眩晕疾病涉及多个学科,分为周围性眩晕和中枢性眩晕,部分疾病可遗传,有一些则不遗传。例如大前庭导水管综合征,是耳鼻喉科常见的内耳畸形疾病,为常染色体隐性遗传病,父母如携带致病基因,可遗传给子女后发病,表现为发作性眩晕伴耳鸣及耳聋;晕船与晕车、前庭性偏头痛,通常也有较强的遗传倾向;其他常见的周围性眩晕疾病如耳石症、梅尼埃病、耳硬化症,也具有一定遗传倾向,为多基因遗传模式,但并非100%遗传;而突发性耳聋和前庭神经炎,一般不会遗传。能够遗传的中枢性眩晕有遗传性共济失调、遗传性脑小血管病所致后循环脑梗死等,一些其他原因,如脑出血和脑肿瘤所引起的眩晕,多数不会遗传。

(闫涛　张滨)

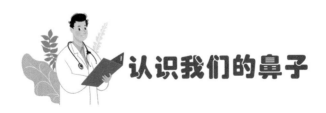

认识我们的鼻子

鼻子不舒服是怎么回事

1.鼻子里为什么会有鼻涕?

鼻涕是鼻腔内分泌的黏液,每时每刻都在被生产,每天总共会产生 1000 毫升(约两矿泉水瓶)。鼻涕的作用主要是保证吸入的干燥空气变湿润,并粘住吸入鼻腔内的有害物,保护呼吸道的健康。当鼻腔受到了刺激或者被感染时,如鼻炎、过敏、感冒等,鼻腔为了自我保护,分泌的鼻涕量将会激增,试图把有害物质排出体外。

2.不同类型的鼻涕提示了哪些鼻部疾病?

(1)清水样鼻涕:稀薄、透明、如清水样,多见于感冒初期或过敏性鼻炎。

(2)黏脓性鼻涕:黄色黏稠鼻涕,多见于感冒后期,以及持续时间较长的急性或慢性鼻窦炎。

(3)脓性臭鼻涕:黄白色鼻涕,多带有臭味,多见于较重的化脓性鼻窦炎、真菌性鼻窦炎,以及鼻腔鼻窦恶性肿瘤等。

(4)血性鼻涕:鼻涕中带有血丝或血块,可见于鼻外伤、鼻中隔偏曲、鼻窦炎症、鼻腔异物堵塞、鼻腔鼻窦良恶性肿瘤、鼻咽癌等。

(5)黑色鼻涕:多为吸入较多烟尘或严重的真菌感染。

3.哪些因素会影响鼻通气?

(1)急慢性鼻炎,会导致鼻腔黏膜肿胀、分泌物增多,进而影响鼻通气。

(2)鼻腔内结构形态异常,如鼻中隔偏曲、鼻甲肥大等,会使鼻腔通道变狭窄,气流通过困难,多为先天因素。

(3)鼻腔里出现新生物,如鼻息肉、鼻腔良恶性肿瘤、鼻腔异物等,会占据鼻腔通道,从而导致鼻塞。

4.为什么会有交替性鼻塞?

原因有两个,一个是本身有鼻炎,一个是健康人群都会有的反应,称为生理性鼻甲周期。正常人都会有两侧鼻腔轮流通气,一般 2～7 小时轮换 1 次。本身患有鼻炎的人,因为鼻腔较窄,所以交替性鼻塞会更明显。

5.哪些因素会导致嗅觉下降?

比较常见的原因如下:①鼻腔新生物如息肉、肿瘤等。②感冒,气流无法进入鼻腔或进入不到感受嗅觉的区域。③感受气味的神经受损,如使用过损伤神经的药物、长期处于存在污染气体的环境中、病毒感染等。④外伤、肿瘤、手术等原因导致大脑受损,也会引起嗅觉障碍。

6.如何进行嗅觉测试?

简易的嗅觉测试可以将白醋、酒精、水,装入同色小瓶中,闭眼,堵住一侧鼻孔,用另一侧鼻孔嗅闻,说出闻到的气味后,用相同法测试对侧鼻孔。医院还有嗅觉测试卡、嗅棒等方式可进行更精确的嗅觉测定。

7.头疼可能与哪些鼻科疾病有关?

(1)如头痛并且有黄色、脓性鼻涕则提示为急慢性鼻窦炎。

(2)鼻子或者鼻腔前端有红色疖肿,一碰疼得很厉害,呈胀痛或跳痛,有可能是鼻前庭炎、急慢性鼻炎或鼻部疖肿。

(3)感觉鼻腔干燥,鼻腔里有臭味,吸气的时候头痛,凉气直冲脑门,可能是萎缩性鼻炎。

(4)头痛很厉害,并且是持续的疼,伴有耳闷或鼻涕中带有血丝,提示有鼻咽癌。

(5)如常年有鼻塞,鼻塞加重的时候出现头痛,鼻塞常见于一侧,可能属于鼻中隔偏曲引起反射性头痛。

8.鼻子里为什么会有清水流出?

鼻腔流清水,通常有很多原因,有可能是感冒引起的,这时应注意多饮水,多休息;也可能为过敏性鼻炎或血管运动性鼻炎,这种常见于春秋季或者早晚发作,还伴有鼻痒、阵发性喷嚏及鼻塞等症状。如果是单侧鼻腔流清水,也需要考虑是否是脑脊液鼻漏引起的。

9.鼻腔疼痛可能与哪些疾病有关?

(1)鼻子或者鼻腔前端有红肿,呈胀痛或跳痛,一碰疼得厉害,可能是鼻前庭炎或鼻前庭疖肿。

(2)感觉鼻腔干燥,吸气时疼痛明显,并且凉气直冲脑门,鼻腔偶有臭味,常见于干燥性鼻炎。

(3)若剧烈且持续性疼痛,有时鼻涕有血丝,或者有耳闷、牙齿脱落、眼睛突出,则考虑为鼻腔鼻窦恶性肿瘤。

10.鼻子里为什么会有臭味?

鼻子里出现臭味可能与以下疾病相关:

(1)如有黄白色脓鼻涕,或有头痛,可能为较重的化脓性鼻窦炎。

(2)有头痛,并且还有黄色鼻涕或者血丝,考虑为真菌性鼻窦炎。

(3)鼻腔里有良恶性肿瘤糜烂出血及其坏死组织会引起鼻腔腥臭味。

(4)鼻腔干燥,类似臭鸡蛋的特殊臭味考虑为萎缩性鼻炎。

(5)鼻腔里有异物,并且异物时间相对较久,会产生臭味。

11.嗓子不舒服时会与鼻子有关系吗?

有可能存在关系,因鼻腔与咽腔相通,鼻炎可能通过以下途径导致咽部不适:

(1)鼻塞,经口呼吸导致干燥和冷空气到达咽喉并引起干痛。

(2)鼻腔脓性分泌物会损害喉咙引起喉咙痛,如异物感、干燥和轻微疼痛。

(3)黏性痰附着在喉咙上,可能引起刺激性咳嗽。早晨刷牙的时候甚至会引起恶心和干呕,还会导致声音嘶哑和说话困难。

(4)慢性鼻炎患者免疫功能低下,会反复发作,刺激喉咙引起各种不适。

12.睡觉打呼噜与鼻子有关系吗?

打呼噜可能和鼻子有关,部分人打呼噜是由于鼻腔不通气引起的,因为鼻腔是空气进出的第一关,如果鼻腔内分泌物较多,导致鼻腔堵塞就会出现打呼噜的症状。另外,如果鼻腔存在狭窄,如鼻中隔偏曲或下鼻甲肥大,鼻腔息肉、鼻腔内存在肿瘤等,导致鼻腔没办法正常通气,也会导致睡觉的时候打呼噜。这主要是由于张口呼吸时会导致舌根后坠,从而导致口咽部、舌根部平面阻塞。

13.眼睛经常流泪与鼻子有关系吗?

眼和鼻间存在管状通道,是相通的,如果经常鼻痒、打喷嚏、流清涕,则为过敏性鼻炎,过敏性鼻炎严重时容易引起眼睛症状,表现为眼痒、流泪,甚至眼部分泌物增多。如果鼻炎、鼻窦炎较重,或有鼻窦囊肿、鼻窦恶性肿瘤者也可能造成流泪。

(李学忠　付强)

鼻部疾病的相关检查有哪些?

1.鼻内镜检查有什么用?

鼻内镜检查是耳鼻喉科非常重要的一项辅助检查,鼻腔比较狭长,肉眼无法看清内部结构,鼻内镜就相当于把医生的眼睛伸入患者的鼻腔,让医生可以仔细观察鼻腔里的各种结构。该检查能观察鼻腔有没有新生物、出血点,以及鼻腔通气情况、是否有脓流出及在哪个地方流出。如果鼻腔内有新生物也可以取一点下来,做病理检查,为进一步明确诊断提供重要依据。同时,鼻内镜检查也是鼻腔术后复查的一项主要措施,通过清理术腔,观察术后患者鼻腔恢复情况指导下一步用药。

2.鼻内镜检查疼吗?

一般在检查过程中,鼻腔会有轻微的酸胀感,伴有鼻涕增多、鼻痒等表现,但是这些不适一般在 24 小时后就能自行缓解,不需要过度担心。鼻内镜检查的疼痛程度在可承受范围,6 岁以上儿童和成人都可以配合鼻内镜检查。患者若比较怕疼也可以进行局部麻醉,来减轻检查过程中的鼻腔不适感。

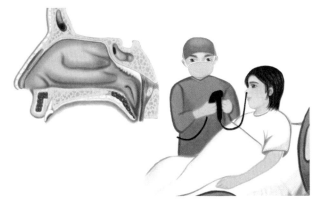

鼻内镜检查

3.鼻窦 CT 检查可以发现哪些疾病?

鼻窦 CT 检查是鼻科检查的常用方法。通过鼻窦 CT 可以检查鼻腔的发育情况、通气情况,以及有没有鼻中隔偏曲、有没有结构增生肥大、有没有长息肉、有没有长肿瘤、有没有化脓、化脓的位置在哪、有没有骨折、有没有异物残留等。

4.什么情况下需要做鼻窦 MRI 检查?

MRI 检查尤其适用于鼻腔肿瘤,可以更好地显示肿瘤的位置和大小,以及肿瘤和周围结构的关系,并且 MRI 没有辐射,可适用于特殊人群(如孕妇及哺乳期妇女等)。

(冯昕 付强)

急慢性鼻炎

1.如何判断是否得了急性鼻炎?

急性鼻炎是由病毒感染引起的急性鼻黏膜炎症,常波及鼻窦或咽喉部,传染性强,多发于冬秋季季节交替时,以幼儿最为好发。早期症状多为鼻腔和鼻咽部出现鼻痒、刺激感、异物感或烧灼感,自觉鼻腔干燥,有时出现眼痒、眼刺激感,然后出现疲劳、头痛、畏寒、食欲缺乏等全身症状,继之出现逐渐加重的鼻塞,夜间较为明显。另外,还有患者表现为鼻涕增多,初为水样,后变为黏脓性,说话有鼻音,儿童还可发生鼻出血,此时症状最重,各种症状多在1～2周内逐渐减轻、消失。

2.急性鼻炎常用的治疗药物和方法有哪些?

急性鼻炎主要是根据症状处理及预防并发症,患者应多饮热水、清淡饮食、注意休息。早期可应用抗病毒药物,如利巴韦林、吗啡胍、金刚烷胺等;想减轻发热、头痛等全身症状时,可用复方阿司匹林、清热解毒冲剂、板蓝根冲剂。另外,患者也可用血管收缩剂滴鼻,如1%麻黄碱液或0.05%羟甲唑啉,小儿宜用0.5%麻黄碱液,使用减充血滴鼻液的时间不宜超过10天,以免形成药物性鼻炎;激素鼻喷剂如布地奈德等,有助于减轻鼻腔黏膜水肿,改善鼻腔、鼻窦引流。

3.感冒和急性鼻炎有什么关系?

急性鼻炎为普通感冒,但有别于流感。流行性感冒,简称"流感",是由流感病毒引起的一种急性呼吸道传染病,传染性强、发病率高,典型的临床特点是急起高热、显著乏力、全身肌肉酸痛,而鼻塞、流涕和喷嚏等症状相对较轻。

4.慢性鼻炎的致病因素有哪些?

慢性鼻炎是鼻黏膜及黏膜下的慢性炎症,其致病因素包括全身因素、局部因素、职业和环境因素等。全身因素包括慢性疾病(如糖尿病、贫血、结核、慢性心肝肾疾病等)、营养不良、内分泌失调、免疫功能障碍等。局部因素包括急性鼻炎反复发作、鼻腔鼻窦慢性炎症刺激、鼻腔结构异常、不恰当地长期使用某些滴鼻药物等。单纯通过吃药很难根治慢性鼻炎。

5.慢性鼻炎有哪些类型?

慢性鼻炎可以分为以下两种类型:

(1)慢性单纯性鼻炎:其主要表现是鼻黏膜肿胀、分泌物增多,其中鼻甲黏膜肿胀最为明显,间歇性和交替性鼻塞,鼻黏膜对能使血管收缩的药物敏感。

(2)慢性肥厚性鼻炎:以黏膜、黏膜下,甚至骨质增生为特点,鼻塞较重,多为持续性,鼻黏膜对能使血管收缩的药物反应差。

6.双侧鼻甲肥厚需要手术治疗吗?

鼻黏膜长期受到炎症的刺激,鼻甲黏膜会出现水肿肥厚的情况,而这种情况被称为鼻甲肥厚。对于鼻甲肥厚并不是很严重的患者,可以选择服用药物的方式来进行治疗,如使用鼻腔血管收缩剂和激素喷鼻剂进行治疗。如果通过药物的方式进行治疗,并没有明显的效果,黏膜还出现了显著增厚的情况或者是骨质增生的患者,可通过手术的方式将肥大的部位进行切除,也可以在下鼻甲黏骨膜下行切除术,这种方式能够有效地改善鼻腔的通气引流。

7.哪些不良的生活习惯会加重慢性鼻炎?

(1)经常挖鼻孔:鼻腔黏膜十分脆弱,经常挖鼻孔可能会损伤鼻黏膜,导致鼻炎加重。

(2)经常拔鼻毛:鼻毛是呼吸系统的第一道屏障,呼吸时全靠鼻毛来阻挡灰尘、细菌以及病菌。经常拔鼻毛不仅会损伤黏膜,还会降低鼻腔的防御功能,导致鼻炎加重。

(3)滥用能快速缓解鼻塞的药物:其实这种药物只适合用于急性鼻炎早期,而且长期使用会导致"反弹",患者甚至会产生耐药性和药物依赖,导致药物性鼻炎。

8.儿童腺样体肥大和鼻炎有关系吗?

儿童腺样体肥大和鼻炎关系非常密切。儿童腺样体存在生理性肥大,鼻炎时鼻腔内时常有各种黏性分泌物。这些分泌物会夹杂细菌、病毒向后流入咽部,刺激腺样体组织肿胀、肥厚、增生,腺样体从生理性肥大,变成了病理性肥大。肥大的腺样体会导致鼻腔内分泌物引流不畅,分泌物内夹杂的病原体侵犯鼻黏膜加重鼻炎,因而二者相互影响,互为因果。

(冯昕 李腾 段晨)

过敏性鼻炎

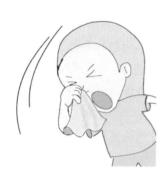

1.什么是过敏性鼻炎?

过敏性鼻炎又叫"变应性鼻炎",是具有过敏体质的人接触过敏原后出现的一系列过敏症状,包括打喷嚏、大量清水样鼻涕、鼻塞、鼻痒等,有人可能同时伴有眼睛痒、咽部痒等。

2.过敏性鼻炎是感冒吗?

过敏性鼻炎并不是感冒,它们的主要区别如下:

(1)感冒多为病毒感染,而过敏性鼻炎多是过敏原过敏。

(2)感冒通常会有发热、流涕、咳嗽、咽痛等全身症状,而过敏性鼻炎通常没有。

(3)感冒是病毒或细菌所致的一种急性上呼吸道感染,通常在 10 天左右自愈;过敏性鼻炎病史长达几年甚至几十年。

(4)感冒没有季节性,过敏性鼻炎的患者经常每年同一时间出现眼痒、鼻痒等症状。

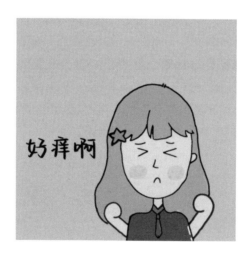

3.父母有过敏性鼻炎,有可能遗传给孩子吗?

过敏性鼻炎不属于遗传性疾病,父母患有过敏性鼻炎,孩子也不一定会患有。但过敏性鼻炎的发病因素与遗传有关,具有一定的遗传倾向,因此亲属中有过敏性鼻炎的人群孩子患病概率较高。

4.过敏性鼻炎会传染给别人吗?

过敏性鼻炎不属于传染病,不会传染给别人。

5.怎样查过敏原?

过敏原检测一般分为两种,一种是皮肤点刺试验(即平常所说的皮试),另一种是体外试验(主要是抽血检查血液中与某种过敏原相关的抗体的浓度)。过敏强度与过敏原测定值分级有关,级别越高则过敏程度越严重。

6.常见的过敏原都有哪些?

常见的过敏原主要来自尘螨(粉尘螨、屋尘螨)、花粉、霉菌(曲霉菌、交链孢霉菌、分枝孢子菌等)、动物皮毛(猫、狗的毛发、上皮、皮屑等)、食物(花生、坚果、海鲜、牛奶、豆类、水果等)和昆虫毒液等。花粉是可吸入过敏原的主要来源,导致了10%~20%的变应性疾病的发生。

7.如何治疗过敏性鼻炎?

(1)避免接触过敏原:注意环境卫生、室内卫生;使用空气净化器;使用空调时,滤网需及时清洗;佩戴口罩,避免接触花粉等。

(2)药物治疗:包括口服抗过敏药、激素喷鼻、鼻腔盐水冲洗等。

(3)脱敏治疗:它是目前过敏性鼻炎唯一的对因治疗。

8.什么是脱敏治疗?

脱敏治疗是一种通俗叫法,专业叫法为过敏原特异性免疫治疗。治疗方法如下:用已找到的过敏原制作成不同浓度的液体,以少量渐增的方法进行注射(剂量由小到大、浓度由低到高,最后,达到最大浓度和剂量连续注射一段时间),使人体对过敏原产生抵抗力,当人体再次接触这种过敏原时,不再产生过敏现象。目前,临床常用的变应原免疫治疗方法为皮下注射法(皮下脱敏治疗)、舌下含服法(舌下脱敏治疗)。脱敏治疗一般需要 3~6 个月起效,要维持长期疗效,应该在症状消失后,继续用药一段时间,总疗程为 2~3 年。另外,脱敏治疗可以阻止过敏性鼻炎发展成为哮喘,所以其有预防与治疗的双重意义。

9.脱敏治疗有没有年龄限制?

(1)皮下免疫治疗:通常在 5 岁以上的患者中进行。

(2)舌下免疫治疗:对患者年龄没有具体限定,更适合于低龄患儿。但考虑到治疗效果以及患儿的依从性、安全性和耐受性,该疗法适用于 3 岁以上人群,操作相对简便,安全性和耐受性良好。

10.脱敏治疗可以在家中进行吗?

目前,临床常用的脱敏治疗方法有两种,即皮下脱敏治疗和舌下脱敏治疗。对于舌下脱敏治疗,可以通过医生的指导由患者(监护人)在家中自行使用变应原疫苗,目前国内临床上使用的舌下含服标准化变应原疫苗仅有粉尘螨滴剂一种。对于皮下免疫治疗,需要在医院进行,同时需要医生进行综合评估。

11.过敏性鼻炎能手术治疗吗?

手术治疗是二线治疗手段,能够有效改善顽固性鼻塞和鼻黏膜高分泌及高敏感性反应,对症状严重影响工作和生活、药物控制不佳的患者可酌情考虑手术,一般为选择性神经切断术(翼管神经切断术)。

(李学忠　叶萍)

外鼻肿瘤

1.外鼻长了肿物该怎么办?

鼻部的皮肤较厚,皮脂腺丰富,如果发现鼻部有皮肤发红、肿胀、疼痛明显的硬结,有可能是疖肿。发生这样的硬结千万不能用手去挤压,挤压可能引起颅内感染。正确的处理方法是:触摸有无波动的感觉,如无波动感,提示病情较轻,可外用涂抹抗生素软膏、口服抗生素治疗;如触及波动感,提示疖肿已成熟,需到医院就诊,可行切开排脓治疗。大多数人最担心的鼻部皮肤肿物就是恶性肿瘤。鼻部可能生长的恶性肿瘤一般可表现为较大的肿物,表面粗糙或呈菜花样,会有浅层碎屑脱落,边界不整齐,有时会破溃、出血。若患者发现这样的肿物就需要及时到医院就诊,尽快切除肿物并做病理切片检查,明确肿物的性质,再根据情况做进一步的治疗或观察。

2.外鼻肿瘤会复发转移吗?

恶性外鼻肿瘤常见于鼻及鼻周皮肤,临床上发病率较低,病理类型多为基底细胞癌和鳞状细胞癌(简称鳞癌),如手术切除不彻底、切缘不够,肿瘤可能会复发,但一般很少出现远处转移。

3.外鼻肿瘤手术会影响面容吗?

对于恶性肿瘤,为彻底切除肿瘤,一般需要扩大切除,但是肿瘤切除后所造成的局部皮肤和软组织缺失会影响患者的外观和美容,所以需要进行精确的组织重建来恢复鼻部形状和功能。

(李学忠 张泰)

鼻出血相关知识

1.鼻出血都有哪些原因?

鼻出血病因复杂,与季节、气候变化及各种鼻炎等有明显相关性。鼻出血的常见原因包括各种鼻炎、鼻外伤、鼻中隔偏曲、鼻腔肿瘤、高血压、血液系统疾病以及抗血栓药物的使用等。

2.鼻出血的常见部位有哪些?

鼻出血部位多数发生于鼻中隔前下部,医学上称为利特尔氏区,有时可见喷射性或搏动性小动脉出血,少年儿童、青年人鼻出血多发生于此区,出血时大部分从前鼻孔流出。而中老年人的鼻出血,常常与高血压和动脉硬化有关,出血部位多见于鼻腔后部,此部位出血一般较为凶猛,不易止血,出血常迅速流入咽部,从口中吐出。局部因素引起的鼻出血多发生于一侧鼻腔,而全身疾病引起者,可能两侧鼻腔交替或同时出血。

3.为什么鼻出血大部分在鼻中隔前下部呢?

鼻中隔前下部血管丰富、表浅,形成血管网,容易受到外伤及干燥空气的刺激,并且黏膜下为软骨组织,当黏膜受伤时没有缓冲的余地,容易发生血管破裂。

4.为何冬季容易鼻出血?

冬季空气干燥,常常会使鼻黏膜变干、结痂,往往就自觉或不自觉地揉捏鼻子,从而引起出血。此外,天气寒冷,外周血管会收缩,容易出现生理性血压增高引起鼻黏膜出血。

5.鼻出血会遗传吗?

鼻出血绝大多数是不遗传的,具有遗传性质的多有家族史,如遗传性出血性毛细血管扩张症,临床表现不仅仅为鼻出血,还常伴有牙龈出血、皮肤出血,甚至有呕血、黑便、血尿、颅内出血等。

6.鼻出血常见的临床表现有哪些?

鼻出血由于原因不同其临床表现也有差别,多数出血为单侧,可间歇反复出血,亦可持续性出血。出血量多少不一,轻者涕中带血数滴或数毫升,严重的动脉性出血可导致失血性休克。成人急性失血量达 500 毫升时,多有头昏、口渴等症状;失血量达到 1000 毫升时可出现血压下降、心率加快等休克前期症状。

7.鼻出血的自我急救方法有哪些?

不论是成人还是儿童流鼻血时都不要慌,但一定要用正确的方法及时处理,不能以为是"上火"等原因放任不管。指压法是最简单的处理方法,本人或家长用拇指食指紧捏两侧鼻翼 10～20 分钟。这时要坐着,头稍向前下倾,以便把血排出来。切记不能用纸巾或者棉花塞住鼻子,因为塞纸巾和拔纸巾的过程会再次损伤鼻腔黏膜,导致更多的出血。如果在进行了以上操作之后鼻出血还没止住,那就需要立即到医院进行进一步处理了。

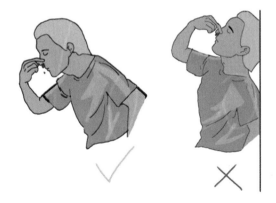

8.鼻出血最常用的检查方法有哪些?

(1)前鼻镜检查:对于鼻中隔前下部出血的患者,可见黏膜糜烂或者血痂附着。

(2)鼻内镜检查:用于明确鼻腔后部或者隐匿部分出血者。

9.日常生活中如何预防鼻出血?

(1)室内保持空气清新,适当开窗通风换气,温度宜保持在 18～20 ℃,空气湿度应≥60%。

(2)老人平日活动时动作要慢,忌血压波动,勿用力擤鼻,打喷嚏时尽量轻柔。

(3)饮食要吃一些易消化软食,多吃水果蔬菜,忌辛辣刺激饮食,并保持大便通畅,便秘者可给予缓泻剂。

(4)过敏性鼻炎发病率日益增高,许多人特别是儿童由于鼻子痒,常常挖鼻孔、揉鼻引起鼻出血,要积极治疗原发疾病,从根本上避免鼻出血的反复发作。

(李学忠　王学海　石忠刚)

鼻腔异物

1.为什么儿童出现鼻腔异物的频率高?

儿童好奇心强,玩耍时可能会将豆类、果核、纸卷、塑料玩物等塞入自己鼻孔内造成鼻腔异物。

2.异物进入鼻孔内儿童会有哪些反常表现?

(1)鼻孔不透气、流浓鼻涕、鼻涕带血或者有臭味等。

(2)经常用手指抠鼻子,有时会连续打喷嚏、流涕。

(3)较大的儿童会向大人说鼻腔有虫爬感、瘙痒感。

当有以上情况发生时,家长应询问孩子最近有没有将小物品放入鼻腔。

3.怎样处理儿童鼻腔异物?

家长发现或怀疑孩子鼻腔进异物时不要惊慌失措,更不能打骂孩子,以免哭闹将异物吸入气管内,造成更严重的后果。如果家长确定异物较小,可用手压住无异物一侧鼻孔,让孩子用力擤鼻,借助空气把异物排出。如果孩子不配合,可用纸条刺激鼻孔,诱导孩子打喷嚏,将异物喷出。不管异物种类及大小,切记不能用镊子或者掏耳勺等工具尝试取出。若自行处理失败需要立即到医院进行进一步处理。

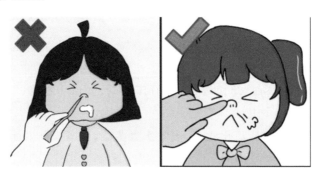

4.如何预防儿童鼻腔异物?

(1)对于婴幼儿要加强看护,纠正孩子将零食、纸团、玩具小零件等异物塞入鼻腔的不良习惯,发现有类似动作时应及时制止并予以教育。

(2)对于有认知能力的儿童,记得反复教育其不要将小东西塞入鼻腔,如果不小心塞入后一定要马上告诉家长。

(3)存放好小件物品,包括回形针、纽扣电池、黄豆在内的小件物品,要放于孩子不易触及的地方。另外,家长平时应定期检查玩具,若发现有破损应及时处理。

(李学忠　王学海　秦丛丛)

鼻子受伤及骨折

1.鼻部受伤后出血该怎样处理？

鼻部受伤后的出血，根据出血量的多少，可进行不同的处理。若出血量较少一般可自行停止；若出血量较大，需到医院就诊进行鼻腔填塞治疗或手术治疗。

2.鼻部伤口需要在多长时间内缝合？

鼻部裂伤伤口比较严重的情况下需要进行缝合，一般应在二十四小时内进行缝合。如果超过时间，伤口可能由于细菌感染的问题导致缝合恢复效果变差。伤者可在 5 天后进行拆线操作，若伤口感染，可能会延长拆线时间。一般在缝合后的半个月左右伤口就能够愈合。

3.缝合伤口后疤痕会特别明显吗？

及时缝合、伤口范围较小时可能疤痕较轻。但部分患者可能属于疤痕体质或伤口创面较大，那么疤痕会较明显。这部分患者后期需要涂抹防止疤痕生成的药物。

4.鼻子受外伤后容易骨折吗？

根据受伤轻重的不同，受力方向的不同，发生鼻骨骨折的概率也不同。小作用力可能不会引起骨折，但较大的损伤，会造成骨折。

5.怎样判断有没有鼻骨骨折？

判断鼻骨骨折可以参考以下三点：

（1）观察外鼻，从外观上看鼻梁是否有明显塌陷，或鼻梁向一侧歪斜。

（2）可以触摸鼻部，如果感觉到有骨头摩擦的声音，那么应高度怀疑有骨折。

（3）如果患者自己无法判断，建议去医院就诊。

6.鼻骨骨折以后多久可以手术?

鼻骨骨折患者,应在鼻外伤1周左右进行手术复位,若鼻外伤超过2周会给复位增加难度。

7.鼻骨骨折后必须要进行手术治疗吗?

鼻骨骨折不一定都要做手术,鼻骨骨折不明显,没有鼻塞、头痛等症状,可保守治疗。若患者对外形要求高,或者外形有明显变化,或有鼻塞、头痛等症状,建议行手术治疗。

8.什么是鼻骨骨折手术?

鼻骨骨折手术是应用专用器械将鼻骨复位,患者可以选择局部麻醉,但术中疼痛较为明显。所以患者也可以选择全身麻醉,以减轻痛苦。术后患者注意保护鼻部,2周内避免受压,戴眼镜的患者暂时不要佩戴眼镜。

（王守玺　侯凯　刘锐越）

鼻中隔偏曲

1.什么是鼻中隔偏曲?

正常

C形偏曲

S形偏曲

棘突

嵴

肥厚性鼻炎

鼻中隔的类型

左右鼻腔可以比作一套房屋的两个房间,鼻中隔就是房间中间的墙。鼻中隔偏曲是鼻中隔向一侧或两侧弯曲（C形或S形偏曲）,并引起鼻腔、鼻窦炎症,产生鼻塞、鼻出血、头痛等症状的一类疾病。有些歪曲的鼻中隔不会产生鼻腔不适的症状,称为生理性鼻中隔偏曲。

2.引起鼻中隔偏曲的原因有哪些?

(1)鼻外伤,发生于儿童期的鼻外伤,外伤史多被遗忘,但随着生长发育逐渐表现出鼻中隔偏曲;发生于成人的鼻外伤,也会出现鼻中隔偏曲,有时会伴有鼻中隔骨折或鼻中隔脱位等。

(2)发育异常,如腺样体肥大导致的长期张口呼吸、营养不良等。

(3)鼻腔、鼻窦肿瘤或鼻腔鼻窦内异物压迫。

(4)出生塑形学说,即在胚胎末期或分娩过程中,胎儿发育异常形成的鼻中隔偏曲。

(5)其也可能与遗传有关。

3.鼻中隔偏曲会引起哪些不适?

(1)反复出现鼻出血。鼻腔里有着很多毛细血管,非常敏感脆弱。鼻中隔偏曲出现后,若为缓和的 C 形偏曲还好,但是出现棘突或嵴的时候,很容易导致鼻出血。

(2)持续性鼻塞。鼻腔有一个非常重要的功能就是加热冷空气,减少对其他器官的冲击;鼻中隔偏曲会导致双侧鼻腔容积不同,这时候宽松的一侧的鼻腔黏膜会充血肿胀,来加热空气和减少进气量,长此以往,鼻中隔偏曲的患者,两侧都容易出现鼻塞。

(3)鼻中隔高位偏曲导致鼻窦功能下降。鼻窦口是非常小的,所以很容易出现堵塞,导致流涕、头痛头晕等症状。

(4)鼻中隔偏曲导致反射性头痛。鼻中隔偏曲会压迫周围结构,即鼻甲,出现出血、水肿等症状,刺激神经末梢,产生反射性头痛,治疗不及时还会产生颅内问题。

4.怎样治疗鼻中隔偏曲?

并不是所有的鼻中隔有偏曲的人都需要做手术,因为正常人的鼻中隔很少完全居中,大约有 90% 的人群存在鼻中隔偏曲的问题,但在没有任何不适症状的情况下,这种叫生理性鼻中隔偏曲,并不需要手术。若出现明显症状并确诊为鼻中隔偏曲的患者,在排除禁忌证后,可以实施鼻内镜下鼻中隔黏膜下矫正术。鼻中隔偏曲是骨和软骨形态结构的异常,所以用药物是没有治疗效果的,只能通过手术矫正。

5.鼻中隔偏曲手术的禁忌证有哪些?

(1)患有凝血功能障碍。

(2)患有严重糖尿病或结核病。

(3)处于急性肝炎期。

(4)妇女处于月经期。

(5)处于上呼吸道感染急性期。

(6)面部或鼻前庭患有炎症尚未控制者。

6.鼻中隔偏曲手术有年龄限制吗?

鼻中隔在鼻及面部的骨骼发育中起到重要作用。多数专家认为未成年人行鼻中隔偏曲矫正手术可能会影响鼻面部的发育,因此现多建议 18 岁以下青少年不要实施鼻中隔手术。但如果患者鼻中隔偏曲症状较重,药物保守治疗无效,也可以给予青少年保守的鼻中隔成形术,如仅剔除偏曲的嵴或棘突。

7.做了鼻中隔手术后应如何护理?

(1)术后冷敷。在进行手术后的 48 小时内,面部会出现肿胀的情况,可以使用冰敷鼻梁的方式来消肿。在手术后 1 周内,要尽量抬高头部,帮助静脉回流。

(2)注意饮食。术后患者应进食温软易消化并富含维生素 B、维生素 C 的食物,富含铜、锌等微量元素的食物也利于伤口愈合;忌油腻及辛辣刺激性、过烫过干硬的食物,待鼻腔填塞物取出后逐渐过渡为正常饮食。

(3)术后 3 天内,患者要尽量少打喷嚏,避免剧烈咳嗽,不能用力擤鼻。此类动作可能导致手术创面出血,因此患者想打喷嚏时可以按压人中来抑制,或者张大口做深呼吸。

(4)鼻中隔偏曲手术后的恢复期为 1~2 个月,在这段时间里要避免剧烈运动以防造成鼻腔出血。除此以外,患者还需要注意保暖,预防感冒。感冒不仅会导致鼻子发炎影响手术效果,擤鼻涕也十分不利于伤口恢复。

(5)患者应遵医嘱服用药物,使用生理盐水洗鼻。

8.鼻中隔手术后什么情况下需要再次手术?

在实施鼻中隔手术后,若患者仍有鼻塞、鼻出血或疼痛等症状的,或检查发现仍有鼻中隔棘突突出导致鼻中隔穿孔的患者,在排除手术禁忌后,需再次手术。

(冯昕　朱慧涛)

脑脊液鼻漏

1.鼻子流出的清水样液体可能是脑脊液吗?

若鼻子里流出清澈像水一样的液体,触摸上去没有黏性,长时间静置后也不会凝结,则需要警惕脑脊液鼻漏的可能。正常情况下,颅脑和鼻腔互不相通,由骨隔开,颅底骨质破坏时,颅内的脑脊液就会流入鼻腔中。尤其对于受过头部外伤、曾经行鼻颅底手术的患者,在弯腰低头时鼻腔流出或滴出清水样液体,需尽快去医院就诊排查脑脊液鼻漏,及时治疗。

2.脑脊液鼻漏必须要手术吗?

脑脊液鼻漏的治疗有保守治疗和手术治疗两种。一般先行保守治疗,因颅底骨折引起的急性脑脊液鼻漏大多在 1 周内自行停止,只有脑脊液漏经保守治疗 2 周以上不愈者,才考虑手术治疗。

3.脑脊液鼻漏修补术后需要注意什么?

(1)卧床休息。脑脊液鼻漏患者应绝对卧床,避免病情加重。一般采用头高 20°～30°半坐位,卧向患侧,脑组织可沉落于漏口,促使愈合。

(2)保证鼻腔洁净。

(3)预防颅内压增高,预防感冒,保持大便通畅,必要时给予通便药物以避免便秘,尽量避免行屏气、擤鼻及咳嗽等增加颅内压动作。脑脊液漏口完全长好需要 1～3 个月时间,在此期间不能做重体力活动,3 个月后可以正常生活。

(4)根据病情适当使用抗生素治疗。

(刘永亮　刘婷婷)

鼻息肉

1.什么是鼻息肉?

人类的鼻黏膜在受到细菌、病毒或者过敏原等因素的刺激以后,容易出现炎症,如果这种炎症没有得到有效的控制,可能会变成慢性炎症,也就是常说的慢性鼻窦炎。大约20％的慢性鼻窦炎患者会同时合并鼻息肉生长,鼻息肉通常是半透明荔枝肉样的,有时候在鼻腔里会随着呼吸活动。鼻息肉大多是两个鼻腔同时发病,偶尔有单侧鼻腔发病的情况。

2.鼻息肉可能引起哪些症状?

鼻息肉有大有小,小的鼻息肉可能不会引起明显的症状,比较大的鼻息肉可能会导致鼻塞,并会在感冒后加重。鼻息肉患者还会流鼻涕,黄脓涕多见。另外,嗅觉减退和头痛也是鼻息肉患者常见的症状。如果鼻息肉患者合并过敏性鼻炎,可能会流清涕、鼻痒、打喷嚏、眼痒,有一部分鼻息肉患者还会出现耳朵的不适。

3.鼻息肉可能会恶变吗?

鼻息肉是良性病变,一般不会恶变。但鼻息肉要与其他类似的鼻腔鼻窦肿瘤(如内翻性乳头状瘤)区分开来,有时肉眼上很难区分这两种疾病,尤其是嗜酸性乳头状瘤外观上和鼻息肉很像,常需要借助活检或手术切除后送病理检查,才能明确诊断。一般,内翻性乳头状瘤有恶变的可能。

4.鼻息肉做完手术就好了吗?

对于鼻息肉的治疗方式来说,手术只占三分之一,手术的目的是切除长出来的鼻息肉,开放闭塞的各个窦口,为鼻腔用药开辟道路。手术之后需要长期使用鼻喷激素、进行鼻腔冲洗、使用促进鼻涕排出的药物,用药可以控制鼻腔鼻窦的炎症,减少鼻息肉的复发。术后还需要定期做鼻内镜复查,及时清理鼻腔痂皮、去除粘连带,并及时调整药物。所以,手术、术后药物治疗、鼻内镜复查三个阶段同样重要。患者要经过半年以上的复查,根据医生的建议决定是否停药。

5.鼻息肉会复发吗?

鼻息肉术后有一定的复发概率,特别是合并哮喘、过敏性鼻炎的患者,复发概率更高。所以,患者需要长期使用鼻喷激素等药物治疗,必要时可加用口服激素治疗。鼻息肉患者应在术后按时用药,定期复查,对于再次出现脓涕、鼻塞、嗅觉下降或头面部胀痛等症状的患者,建议尽早复查。对于合并过敏性鼻炎的患者,建议控制过敏症状,如果可以脱敏治疗建议脱敏。对于合并哮喘的患者,建议积极控制哮喘,按照医生的建议控制鼻腔炎症,以减少哮喘急性发作的次数。

6.鼻息肉术后要注意什么?

鼻息肉术后需要注意以下几点:

(1)患者术后一个月内避免剧烈运动,要预防鼻腔出血;尽量避免感冒,感冒会引起鼻腔鼻窦黏膜水肿,容易引起鼻息肉复发。

(2)患者应按时用药,定期复查。鼻息肉手术后不代表万事大吉了,在鼻腔黏膜的炎症状态未控制的情况下,鼻息肉还是有可能再次复发,所以按时用药、定期复查比手术更加重要。

(3)患者应避免烟酒刺激,烟酒会影响鼻腔黏膜功能,影响纤毛摆动。

(4)患者应积极控制过敏性鼻炎或哮喘。

7.做完鼻息肉手术可以吃海鲜吗?

海鲜是一类比较有营养的食物,如术前患者对海鲜等不过敏,术后是可以进食海鲜的,但是不建议过度进食,有一些种类的海鲜过度进食会造成术后出血的风险。

8.做完鼻息肉手术之后,可以抽烟、喝酒吗?

做完鼻息肉手术之后不建议抽烟、喝酒,建议戒烟、戒酒,因为烟酒会刺激鼻腔黏膜,引起鼻腔黏膜水肿,影响鼻腔黏膜上纤毛的功能,引起黏液排出不顺畅,不利于术后恢复,甚至会引起术后复发。

9.鼻息肉手术之后,应多久复查一次?

鼻息肉术后,患者一般 2 周左右行第一次鼻内镜复查,第二次复查的时间按第一次鼻内镜检查结果来定，一般术后前 3 个月复查时间间隔较短。如术后患者恢复比较好，可视情况在 3 个月之后逐渐拉长复查时间。

10.鼻息肉手术的风险有哪些？

除麻醉风险外，手术后最常见的风险是鼻腔渗血，常发生在术后 24 小时内。少许渗血是正常现象，不需要过度紧张。少数患者会有头痛、鼻塞、鼻痒想打喷嚏等不舒服的感觉，这些不舒服的感觉会在几天内自行恢复。

其他少见的手术风险如下：

（1）手术中或术后，患者卧床的时间较久，容易形成血栓，引发静脉血栓、急性心肌梗死、脑中风、肺栓塞等问题。

（2）鼻窦与颅底相邻，鼻息肉的手术过程中有脑脊液鼻漏的风险，进而可能会引起颅内感染。

（3）鼻窦和眼眶紧邻，手术可能引发斜视、复视、眶周瘀青、视力障碍等风险。

这一些少见的手术风险发生概率很低，不需要过度担心。

（冯昕　谷少尉）

鼻腔肿瘤

1.什么是鼻腔内翻性乳头状瘤？

鼻腔内翻性乳头状瘤是鼻腔内常见的良性肿瘤，可发生于鼻腔及鼻窦任何部位，一般为单侧鼻腔发病，主要症状为逐渐加重的鼻塞、流脓涕或脓血涕，多见于中年男性。这种肿瘤可能与人乳头状瘤病毒感染有关，应尽早手术切除。

2.内翻性乳头状瘤和鼻息肉有什么区别？

内翻性乳头状瘤多发生于一侧鼻腔，术中易出血，术后有复发概率，有一部分内翻性乳头状瘤可发生恶变，应彻底切除，常需要磨骨，预防复发及恶变。鼻息肉一般是双侧发生，通常不会发生恶变，手术以切除鼻息肉开放各鼻窦为目的。CT 检查和 MRI 检查可以初步鉴别这两种病，不过最终还是要根据病理结果将两个疾病区分开来。

3.内翻性乳头状瘤术后需要注意什么？

患者术后应密切随访,因为鼻内翻性乳头状瘤易复发,有恶变的可能,一旦复发需要及时处理,保持鼻腔湿润,使用局部鼻喷激素减轻局部炎症反应,定期做鼻内镜检查,或者做 CT、MRI 等检查。

4.鼻腔鼻窦恶性肿瘤手术和鼻息肉手术有什么区别？

鼻腔鼻窦恶性肿瘤需要做根治性手术,如果肿瘤侵犯范围大,内镜下没办法将肿瘤切除干净的话,可能需要在面部或经口腔做切口,来完成手术;如果有淋巴结转移,可能需要连淋巴结一起清除,术后多需要放射治疗或化疗。当然有一些鼻腔鼻窦恶性肿瘤的患者,可能存在远处转移,这时候就不考虑手术方案了,以放化疗为主。而鼻息肉手术常规采用功能性鼻内镜手术,主要是切除息肉,开放鼻窦窦口,为药物治疗打开通道。

5.怎样进行鼻咽癌的自查？

患者可自查脖子上有无肿大淋巴结,鼻涕中有无带血,有无听力下降、耳闷、头痛等症状;可做鼻内镜检查,明确鼻咽部有无病变,如果有病变,可以通过活检病理确诊;也可行鼻咽部 MRI 或 CT 和颈部超声检查。

6.得了鼻咽癌该怎么办？

鼻咽癌大多为低分化鳞癌,目前鼻咽癌公认和有效的根治性治疗手段为放疗,或以放疗为主的综合治疗。放疗后复发的鼻咽癌可采取手术治疗方案。医生会根据患者的病变范围,选择合适的治疗模式,以提高治疗效果及预后。

7.鼻窦肿瘤术后会影响生活质量吗？

鼻内镜手术创伤小,多数情况下患者术后恢复快,常见的不适有鼻腔干燥、鼻出血、鼻腔粘连或者嗅觉减退等,常与肿瘤生长的范围有关系。如果肿瘤范围较大或为恶性肿瘤,术后则可能出现"熊猫眼"(即眶周淤血或眶内气肿)、视物重影、流眼泪等症状。从鼻腔侵犯到颅脑的肿瘤,手术中多需要修补"天花板"(即颅底重建),如果修补的区域生长不好,可能术后出现脑脊液鼻漏、发热、头痛或其他颅内并发症。

8.鼻窦肿瘤术后，需要放疗或化疗吗？

鼻窦肿瘤分为良性肿瘤和恶性肿瘤，良性肿瘤术后一般不需要放疗或化疗，但需要定期进行鼻内镜或 CT、MRI 检查。对于鼻腔鼻窦的恶性肿瘤来说，根据肿瘤的性质一般需要放疗或化疗。鼻腔鼻窦常见的恶性肿瘤有鳞状细胞癌、腺样囊性癌、淋巴瘤等，每一种肿瘤的治疗方案是不一样的。

9.鼻窦肿瘤放疗后，鼻子为什么不通气了？

放疗不仅会杀伤肿瘤细胞，也会破坏肿瘤周围正常的鼻黏膜，造成鼻黏膜水肿或纤维化；另外，放疗后可能也会出现鼻腔内的组织广泛坏死、干痂形成等。这些因素都会造成鼻子不通气。鼻窦肿瘤放疗后或手术后需要定期进行鼻内镜复查，清理鼻腔里的痂皮或坏死组织，平时可使用生理盐水冲洗鼻腔，减少干痂形成。

（李学忠　王娟）

鼻前庭炎和外鼻炎性疾病

1.经常抠鼻有什么危害？

抠鼻是一种不良习惯，双手及指甲常带有细菌、病毒，经常抠鼻会损伤鼻腔黏膜，造成黏膜损伤、感染、溃疡、出血等不良后果，加剧鼻部不适。正常情况下鼻屎是由于鼻腔分泌物干结形成的，可以湿润软化后轻轻擤出或者用鼻腔冲洗器清理。如果鼻屎特别多，要到正规医院耳鼻喉科就诊，检查有没有伴发鼻炎和鼻窦炎的情况，以便及时治疗。

2.鼻子周围长脓包或冒粉刺，能不能挤破？

鼻子周围长的小脓包主要还是因为毛囊感染造成的，粉刺常常由于皮脂腺分泌过于旺盛堵塞毛孔引起。这个位置相对比较危险，我们通常把鼻根到两侧口角的连线区域称为危险三角区，一旦擅自挤压，细菌可逆行进入颅内导致感染，严重时可能会危及生命。另外，自行挤痘更容易加重感染，留下痘印，影响美观。建议患者外涂抗生素软膏，保持面部清洁，避免进食油腻辛辣等刺激性食物,规律作息,避免熬夜等。

3.什么是鼻前庭炎?

鼻前庭炎是前鼻孔周围皮肤的弥漫性炎症,分为急性和慢性两种。急性发病会出现鼻孔周围疼痛剧烈,慢性发病则会感到鼻孔周围灼热、干痒、有异物感及触痛。治疗可局部外涂一些抗生素软膏,如莫匹罗星等,戒除挖鼻的不良习惯,疼痛剧烈时可口服抗生素。

4.鼻疖多久能好?

鼻疖是局部皮肤毛囊和皮脂腺的细菌感染,常在身体免疫力下降后出现。大约一周可自愈,如果疼痛明显可局部消毒后口服或外涂抗生素,但要注意避免挤压,一旦出现面部肿胀或头痛等不适要及时到医院就诊。

5.什么是鼻前庭湿疹?

鼻前庭湿疹主要是鼻前庭黏膜的过敏性炎症反应,急性期患者会出现局部瘙痒、灼烧感,皮疹多为密集的小丘疹、水疱,基底比较潮红,局部渗出,以淡黄色分泌物为主。如果病情进一步发展,局部还会出现脓疱以及结痂。治疗上首先要脱离诱因,尽量清淡饮食,不能反复挖鼻,口服抗过敏药物,必要时可外用激素涂抹。

6.随意拔鼻毛有什么健康风险?

鼻毛是生长在鼻前庭区的毛发,对于人体是不可或缺的部分,有阻拦灰尘、保护鼻黏膜的作用。随意拔除鼻毛有以下风险:

(1)导致颅内感染。鼻部处于面部危险三角区的中心,如果鼻部毛囊出现感染,那么细菌与病毒很可能进入人体的大脑,导致感染扩散,严重威胁生命安全。

(2)鼻腔出现疖肿。拔鼻毛会造成鼻部毛囊损伤,出现疖肿。除了疼痛,后期还需要手术排脓,给身体健康带来威胁。

(3)造成鼻腔出血。人体的鼻毛上附有黏液,它在吸附细菌、灰尘的同时,还能起到湿润空气的作用。若随意拔掉鼻毛,那么即使没有带来感染,也会在呼吸的时候造成不适。

(齐君君　田泽静　韩学峰)

鼻窦炎

1.鼻炎和鼻窦炎有什么区别?

简单来说,鼻炎和鼻窦炎的区别主要是病灶位置不同。鼻炎是鼻腔黏膜发炎,鼻窦炎是鼻窦黏膜发炎。鼻窦是鼻腔周围骨壁内的一些含气的空腔,均有开口与鼻腔相通。鼻窦左右成对,包括额窦、上颌窦、蝶窦和筛窦。

鼻黏膜从鼻腔一直延续到鼻窦,鼻腔的鼻黏膜发炎了难免会蔓延到鼻窦引起鼻窦炎。鼻窦位置更深,所以一般都是先有鼻炎后有鼻窦炎,而且鼻窦炎往往是鼻炎久治不愈最后炎症蔓延到鼻窦引起的。鼻炎的症状包括鼻塞、流涕、打喷嚏等。鼻窦炎也会有这些症状,因为鼻窦结构不同,所以还有一些特别的症状,较为典型的就是头痛。鼻炎的治疗多以药物为主,极少数(如肥厚性鼻炎)可能需要外科手术;鼻窦炎的治疗在药物选择上与鼻炎相似,但需要治疗的疗程却长很多。而且如果鼻窦炎经过系统的药物治疗无效,需要进行手术治疗。

2.如何判断是否得了急性鼻窦炎?

如果患者突然出现鼻塞、流黄白色黏稠鼻涕(部分人可能会将鼻涕吞咽,幼儿可因此出现反复咳嗽),且反复发作,那么可能为急性鼻窦炎,需要到耳鼻喉科做鼻部查体,必要时需行鼻窦 CT 检查。部分病情严重者还可以伴随着面部疼痛或肿胀感,甚至出现嗅觉减退或丧失。

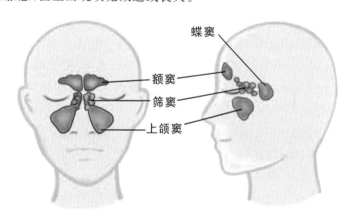

3.怎样治疗急性鼻窦炎?

治疗包括以下几个方面:

(1)使用足够疗程的抗生素控制感染。

(2)使用鼻喷激素改善鼻部黏膜炎症水肿情况,迅速缓解鼻塞症状。

(3)使用生理盐水进行鼻腔冲洗。

(4)必要时可口服黏液促排剂类药物辅助治疗。

(5)如伴有明显鼻面部疼痛,可适当服用止痛药对症治疗。

(6)注意休息、加强营养、适度锻炼以及口服维生素 C 等,可有助于调节免疫,缩短病程。

4.如何判断是否得了慢性鼻窦炎?

如果出现反复鼻塞、流黄白色黏稠鼻涕(部分人可能会将鼻涕吞咽,幼儿可因此出现反复咳嗽),且病情迁延持续超过 12 周,经耳鼻喉科医生的专科检查可以判断是否得了慢性鼻窦炎。部分人会伴随着面部疼痛或肿胀感,严重者可出现嗅觉减退或丧失。

5.慢性鼻窦炎有哪些治疗方法?

除了急性鼻窦炎的抗感染、抗炎、促进液体排除、止痛、调节免疫等治疗方法外,根据药物治疗效果及鼻内镜、鼻窦 CT 的检查结果,医生可能会建议进行鼻内镜手术治疗。手术医生会将鼻窦的“门户”打开、扩大,将积存的脓液清理干净,促进康复,缩短病程。

6.为什么会得真菌性鼻窦炎?

真菌在日常生活中无处不在,经过专门的检测,几乎在所有的健康人和鼻窦炎患者的鼻腔分泌物中都可以检测到真菌的存在。大部分人可以和真菌和谐共处,只有当人的免疫力低下时,鼻腔内的真菌才会导致一系列鼻窦炎症性病变。所以,通常是患者的免疫状态决定了临床表现,而不是真菌决定了疾病过程。

7.真菌性鼻窦炎分哪些类型?

一般来讲,真菌性鼻窦炎可以分为以下三个类型:

（1）如果患者对真菌过敏，将可能发展成变应性真菌性鼻窦炎。

（2）如果患者有糖尿病或免疫力低下，那么真菌的菌丝可能会侵犯鼻窦黏膜和血管，形成侵袭性真菌性鼻窦炎。

（3）在免疫力基本正常的人群中，也可能会因为鼻窦口狭窄、上颌牙的手术等，造成真菌和它的排泄物等积存在鼻窦内，形成真菌球病变。

8.得了真菌性鼻窦炎必须要做手术吗?

真菌性鼻窦炎通常单纯靠药物治疗是无效的，因为患者通常伴有免疫功能的异常或者是鼻窦结构的异常，手术治疗简单有效，可缩短病程，对患者康复大有裨益。

9.真菌性鼻窦炎患者需要口服抗真菌药吗?

对于侵袭性真菌性鼻窦炎患者，口服抗真菌药物是必须且主要的治疗手段，因为患者通常自身免疫低下，手术也无法彻底清除真菌病变，需要联合药物治疗才能彻底治愈。而对于变应性真菌性鼻窦炎及真菌球患者，一般不需要口服抗真菌药物，手术加上抗过敏等对症治疗手段就可以治愈了。

10.CT 发现鼻窦囊肿,需要做手术吗?

鼻窦囊肿分为黏膜囊肿和黏液囊肿。黏膜囊肿生长缓慢，长大到一定程度可自然破裂，鼻腔可流出淡黄色清水；而较小的鼻窦黏膜囊肿患者通常没有任何不舒服，多在鼻窦 CT 检查时发现。对于黏膜囊肿是否需要手术，需根据囊肿大小和患者的临床表现来确定，如果怀疑头面部、牙齿或者眼睛的不适与黏膜囊肿有关，可以考虑手术治疗；而对于较小的没有引起任何症状的黏膜囊肿建议观察。

黏液囊肿早期可没有任何临床症状，当囊肿逐渐增大时，可导致窦腔缓慢扩张，囊肿可以压迫周围结构，从而引起鼻塞、头痛、视力下降、视物重影、眼球移位、面部隆起等症状。如果出现了以上情况，建议找专业的耳鼻喉科医生评估，如果确定是囊肿引起的相关症状建议进行鼻内镜手术治疗。对于鼻窦黏液囊肿来说，药物治疗效果较差，提倡尽早手术，尽早解除对眼睛、鼻腔、面部甚至大脑的压迫，避免造成不可逆的损伤。

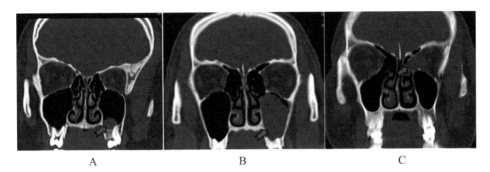

A   B   C

注: A图中显示左侧上颌窦内小黏膜囊肿,患者没有任何不舒服,所以可以不做手术; B图中左侧上颌窦内巨大黏膜囊肿,这种情况下患者可能出现鼻腔流水、面部不舒服、眼睛不舒服或者牙齿不舒服,过大的引起相应症状的囊肿建议进行鼻内镜手术治疗; C图中提示左侧筛窦的黏液囊肿累及左侧眼睛,患者出现眼睛不舒服,所以需要行鼻内镜手术切除囊肿。

(袁英　李泽晶)

鼻内镜手术

1.鼻中隔手术后鼻梁会塌陷吗?

鼻中隔手术的切口在鼻孔中,这个手术方式不会给患者面部留下伤疤。随着鼻内镜技术的发展,近些年鼻中隔偏曲手术已经成为常规手术,目前的手术方式可保留大部分鼻中隔软骨,仅去除偏曲严重的鼻中隔骨质后将黏膜缝合,术后不会造成鼻梁塌陷的问题。患者只要在手术以后定期复查鼻腔恢复情况就可以了,如果有干痂形成可以在鼻内镜下清理,如果有鼻腔粘连也可以早期处理。

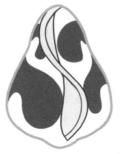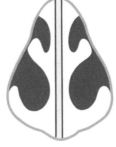

鼻中隔手术

2.鼻内镜手术后,可以擤鼻涕吗?

鼻内镜手术结束时,医生会在鼻腔填塞一些可吸收材料或者纱条,达到预防鼻腔出血和支撑等目的。医生通常在术后 10 天左右对鼻腔可吸收材料进行清理,在这期间不建议用力擤鼻涕,避免将这些鼻腔填塞材料擤出鼻腔引起出血。患者如果觉得需要擤鼻涕,建议每次擤鼻涕时,用洗干净的手指压住一个鼻孔,轻轻擤另一个鼻孔,然后交替,避免两个鼻孔一起擤鼻涕。鼻内镜手术后使用生理盐水冲洗鼻腔也可以帮助鼻涕排出鼻腔。

3.鼻内镜手术后如何避免打喷嚏?

鼻内镜术后鼻腔内的填塞材料可能引起鼻痒、打喷嚏,对于合并过敏性鼻炎的患者,这种情况更多见。频繁打喷嚏可能造成鼻腔填塞材料的脱落或鼻腔出血,患者可以通过轻揉鼻子或者按压人中来缓解,也可以通过鼻腔冲洗或者药物来减少打喷嚏的次数。实在忍不住要打喷嚏时,建议张开口,这样气流通过口腔流出,可以避免对鼻腔造成过大的冲击,以预防鼻腔可吸收材料脱出或者鼻腔出血。

4.鼻内镜手术之后,鼻腔里为什么总是有血丝?

鼻腔血液供应非常丰富,鼻内镜手术时术腔出血较其他手术多,出血多会影响手术视野,因此医生在进行鼻内镜手术时会使用棉片压迫止血,这种棉片是应用含有血管收缩剂的药物浸泡的,鼻内镜手术结束后收缩的血管有反射性扩张开放,这样有可能会造成术后出血;再者,术后因局部刺激引起咳嗽、打喷嚏等,创面有再出血可能。遇到鼻腔出血,患者不必恐惧、紧张,流入口内的血尽量吐出,不要咽下,以免反胃、恶心、呕吐。

鼻内镜手术之后,鼻腔内通常填塞可吸收材料或纱条,以减少出血。但患者在术后几天内仍有鼻腔渗血的可能,如果仅是鼻腔有血丝不必紧张,这属于术后正常情况,因为鼻腔内的创面愈合需要时间,通过需要 2～4 周,部分患者由于合并糖尿病或者营养不良等因素,创面愈合时间可能更长,在创面愈合前都有可能渗血。另外,鼻内镜术后,鼻腔内填塞的止血材料会随着鼻涕流出鼻腔,擤出后也会出现涕中带血丝的情况。但如果术后出血量多或鼻腔一直不停地流血,则需要引起重视并及时就医。

5.鼻腔冲洗之后为什么低头就会流水?

鼻内镜手术后鼻黏膜充血、肿胀,鼻腔纤毛清除分泌物的能力减弱,易导致鼻内的分泌物无法排出,易形成伪膜,影响鼻窦口的引流,术后的首要任务是积极进行鼻腔清洁,其中鼻腔冲洗是最常用的办法,它可以促进黏膜的恢复,减轻水肿,防止窦腔粘连和痂皮形成,维护正常鼻腔功能,这是一种有效又安全的治疗方法。鼻窦分为额窦、筛窦、蝶窦和上颌窦,每个鼻窦在头部的位置不同,鼻腔冲洗时冲洗液可以进入上述的鼻窦内,变换为低头或者侧卧等姿势时,存于不同鼻窦内的冲洗液会从鼻孔流出或者流入口内,这是一种正常现象,出现这种情况患者不必过于紧张,口内的冲洗液吐出即可,需避免冲洗液引起呛咳。

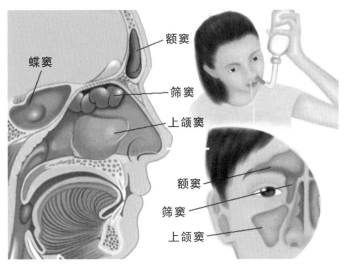

6.鼻内镜手术后,嗅觉会恢复吗?

很多种疾病可引起嗅觉障碍,由鼻窦炎、鼻息肉引起的嗅觉减退或嗅觉丧失是最常见的。慢性鼻窦炎和鼻息肉可对嗅觉功能产生直接或间接的不良影响,鼻黏膜肿胀、息肉形成及鼻分泌物阻塞等因素均可导致嗅觉功能障碍。如果患者术前嗅觉障碍是因为这些原因引起的,通过鼻内镜手术及术后结合药物治疗可使鼻腔炎症逐渐减轻,患者术后嗅觉恢复的可能性还是很大的。因鼻窦炎鼻息肉进行鼻内镜手术的患者,在术后 6 个月嗅觉恢复正常的比例是 19.2%,好转的比例是 51.0%,总嗅觉改善率为 70.2%。

但是,除鼻窦炎、鼻息肉可引起嗅觉障碍外,病毒感染、外伤、鼻腔或颅内肿瘤、鼻腔错构瘤等都可能与嗅觉神经损伤有关,神经损伤不可再生,如果这些是患者术前嗅觉障碍的原因,则术后患者嗅觉恢复的可能性就会小一些。另外,位于嗅觉区域的肿瘤或错构瘤引起的嗅觉障碍相对不容易恢复。因此,嗅觉障碍的患者应经过详细的专科检查,评估手术是否对嗅觉恢复有帮助。

7.鼻内镜手术后为什么会流眼泪?

眼泪是由泪腺分泌的,在正常情况下,泪腺持续不断地分泌泪液,但我们为什么没有出现长期流眼泪的症状呢?这主要是因为眼睛存在泪道系统,它由泪点、泪小管、泪总管、泪囊和鼻泪管组成。通过泪道系统就可以把泪液引流到鼻腔里去,随着鼻涕流出来,既能保持角膜的湿润,也能够避免流眼泪。如果存在泪道疾病,泪道的引流会受到限制,就会出现流眼泪的症状。鼻内镜手术后,鼻腔黏膜肿胀和鼻腔填塞等原因可能引起鼻泪管下端引流不通畅,泪液不能顺利引流到鼻腔,患者会出现流眼泪的症状。过敏性鼻炎患者黏膜的过敏反应也可能引起流泪。鼻腔黏膜消肿后,患者流泪的情况大多可自行缓解。

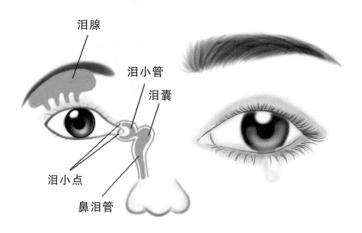

（袁英　于学民）

鼻腔保健护理

1.如何正确地擤鼻涕?

很多人喜欢用纸捏住鼻子的两侧,再用力将鼻涕擤出。其实这样做有很大的风险,因为鼻腔和中耳之间通过咽鼓管相连接,用力擤鼻会将带有病原体的鼻涕通过咽鼓管挤压进入中耳,造成分泌性中耳炎。还有很多人喜欢借助手指挖鼻,这样不仅会损伤鼻腔黏膜造成鼻出血,还有可能造成鼻前庭反复炎症感染。

正确擤鼻涕的方法是按住一侧鼻孔,轻轻将另一侧的鼻涕擤出,再用同样的方法交替。不过,医学上最科学的擤鼻涕方法其实是将鼻腔分泌物回吸至鼻咽部或咽部,然后把鼻涕经口腔吐出来,或者咽下去。

2.如何正确进行鼻腔冲洗?

急性鼻炎、慢性鼻炎、鼻窦炎、变应性鼻炎的患者常常被大量的鼻涕困扰。建议每日进行 1～2 次鼻腔冲洗,有助于稀释鼻涕、减轻鼻涕倒流,并起到清除鼻涕及过敏原的作用。鼻内镜手术后鼻黏膜充血、肿胀,鼻腔纤毛清除分泌物的能力减弱,易导致鼻内的分泌物无法排出,影响鼻窦口的引流,所以在术后,鼻腔冲洗是首要任务,能够起到清洁鼻腔的作用。

正确的鼻腔冲洗方法如下:①将洗鼻用的温生理盐水(35～38 ℃)注入鼻腔冲洗器中。②冲洗时,患者取坐位,头向前倾斜 45°。③用冲洗器上的橄榄头将一侧鼻孔堵严,张开嘴,用嘴呼吸,使水流入鼻腔而由对侧鼻孔流出。在换洗另一侧鼻腔前,可轻轻擤鼻,将鼻内脏物排出。④如果两侧鼻腔在洗过 1 次后仍有脏物流出,则可重复洗 2～4 次,直到洗净为止。⑤鼻腔在冲洗时注意用力不要过猛,用力过猛可造成鼻腔黏膜出现破裂,也可能将水冲到中耳腔,引起中耳炎。

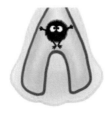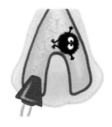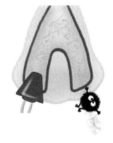

鼻腔冲洗

3.如何正确使用生理海水喷鼻?

生理海水鼻喷剂是常用的鼻腔护理用品,患者出现鼻腔干燥、鼻痒、鼻塞、分泌物增多等症状,以及术后冲洗等都可以使用,使用方法如下:

（1）正确的握瓶：用右手或左手拇指托在瓶底，食指和中指分别放在喷头的两侧，夹住喷头。

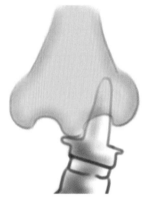

（2）正确的姿势：将手臂抬平，左手喷右鼻，右手喷左鼻，自然倾斜，就是最自然最正确的位置。此时，喷头的方向对准喷洗鼻孔同侧的眼睛内眦（内侧眼角）。这个方向是鼻甲的方向，能够进行充分的冲洗，完美地避开了鼻中隔。

（3）在保持这个自然倾斜的位置的同时，如果需要喷多次，每一次都可以这样调整角度，避免喷洗同一个位置。

（4）关于频率：每天 3～6 次，使用的前提是"按需"，分泌物多、症状明显时，根据症状增加使用；症状减轻、分泌物减少则减少使用次数；如果有可疑有害物质吸入，则立刻增加 1 次；外出活动吸入雾霾、花粉等物质，活动结束后也可以使用。

（5）喷鼻时，需要避开鼻中隔。鼻中隔黏膜菲薄，极易受到炎症刺激和机械性损害，而出现糜烂、出血；如果喷头长期对准鼻中隔，久而久之，也会导致鼻出血。

4.如何正确使用麻黄碱类滴鼻剂？

麻黄碱类滴鼻剂是一种血管收缩剂，常用于急性鼻炎、慢性鼻炎、鼻窦炎、过敏性鼻炎，缓解鼻黏膜充血肿胀引起的鼻塞，减少鼻腔分泌物，也可用于鼻出血辅助治疗，用法为 1 次 1～2 滴，1 日 3～4 次，一般连续应用不得超过 2 周。使用时头后仰，尽量使头部与身体呈直角，鼻孔冲向天花板。滴药后轻捏鼻翼两侧，使药液均匀分布于鼻腔和鼻窦黏膜，保持体位 1～2 分钟后方可起身。

要注意以下几点：①在滴药时勿做吞咽动作，以免药液进入咽部引起不适。②滴药前要擤出鼻腔分泌物。③不能长期擅自依靠麻黄碱类滴鼻剂来改善鼻腔疾病，一般连续应用不得超过 2 周，长期使用易致药物性鼻炎，使用时应适可而止。

5.什么情况下需要使用喷鼻激素？

喷鼻激素又叫"鼻用糖皮质激素"，大家所购药物末尾带"松"字的就是含有激素的。这一类药物是目前临床上用于治疗变应性鼻炎（过敏性鼻炎）、非变应性鼻炎、药物性鼻炎、鼻窦炎和鼻息肉的重要药物。鼻用糖皮质激素可有效改善患者的鼻部症状,包括打喷嚏、鼻痒、流涕和鼻塞。一般来说,根据患者的年龄不同,选择各自年龄段的最大剂量开始治疗。在症状充分控制后,可以每周降低使用剂量,直至最低有效剂量。重度症状患者需要长期、每日用药。一些患者可以逐步降低用药频率,并通过隔日用药或按需用药来维持症状。

例如,患者一开始症状比较严重时,可以早上喷 2 次,晚上喷 2 次;如果应用一段时间后症状缓解,可改为早上喷 1 次,晚上喷 1 次;症状再缓解时,可改为早上喷 1 次;症状消失时可改为隔天或两三天喷 1 次,再慢慢停药。

6.使用喷鼻激素会有不良反应吗?

总体来说,鼻用糖皮质激素是安全的,局部应用一般不会出现全身应用糖皮质激素的不良反应。并且无证据表明目前常用的鼻用糖皮质激素在推荐剂量下会影响骨代谢。对长期使用喷鼻激素的儿童进行临床观察研究,也未发现它们对儿童身高有影响。但是必须提醒的是,超量用药是可能引起肾上腺功能减低或骨质疏松的。

临床上,鼻用糖皮质激素最常见的局部不良反应是鼻腔刺激,这可能与制剂中的辅料有关。另外,可能有极少数患者有鼻出血、鼻中隔穿孔的可能,这可能和类固醇激素的血管收缩作用有关,用药时向鼻腔外侧喷药,可避免直接将药物喷至鼻中隔,防止不良反应的发生;并且用药时配合应用生理海水喷鼻可减轻鼻用糖皮质激素造成的局部不良反应。

7.卫生纸塞鼻子真的卫生吗?

卫生纸其实并不"卫生",日常生活中很多人习惯用卫生纸塞鼻子以清理鼻屎或者堵塞鼻出血,这样反而更容易引起鼻腔黏膜破损,导致炎症发生。流鼻血时,如果患者盲目地向鼻腔内塞纸,可能会使鼻腔黏膜变得粗糙,甚至划伤鼻腔黏膜而造成二次损伤,加重鼻出血。另外,纸巾会有碎屑,在擦鼻过程中碎屑会粘在鼻黏膜上,就又可能被带入肺里面了。

8.经常修剪鼻毛有危害吗?

鼻毛是一种特殊的毛发,属于人体呼吸系统过滤有害物质的第一道屏障,有利于鼻腔的防御、过滤及加温加湿。经常修剪鼻毛,无疑是将鼻子的防卫自动解除,其结果是细菌、有害尘埃直接进入下呼吸道,引起下呼吸道的感染。此外,拔除鼻毛后,毛囊受损,细菌乘机侵入,可引起鼻疖发生。较大的异物,如小虫、草屑等进入鼻腔时,鼻毛不但能拦阻,还会向神经系统传递信息,引起打喷嚏,把它们清除出来。

知道了鼻毛及鼻黏膜的生理作用,就不难理解经常修剪鼻毛的害处。鼻毛太短等于撤掉把守呼吸道大门的"哨兵",灰尘、细菌可畅通无阻地进入人体,引起呼吸道的感染;修剪的同时,也有可能会使生长鼻毛的黏膜、毛囊受到损伤,引起鼻黏膜炎症及鼻疖发生;同时,减轻了鼻毛的防御清除功能会增加发生鼻腔异物的风险。

(袁英　李晓)

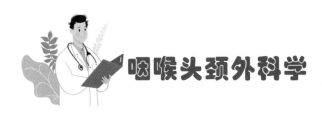

常见咽部问题

1.咽部疼痛通常是由哪些疾病引起的?

可以引起咽部疼痛的疾病包括急慢性扁桃体炎、扁桃体周围脓肿、急性咽炎、咽峡炎、急性鼻咽炎、咽旁脓肿、咽后脓肿、咽部异物(如鱼刺)、溃疡、茎突过长、舌咽神经痛、咽部肿瘤等。剧烈疼痛多见于急性炎症、咽间隙感染和下咽癌晚期,有时疼痛可放射至耳部。

2.咽部疼痛需要做哪些检查?

咽部疼痛首先要进行咽部查体,查找可能病因,若查体无法明确病因,则需要根据疼痛性质、部位、时间等因素决定是否行电子鼻咽喉镜、咽喉部 CT 及 MRI 等检查。

3.吞咽为什么会有异物感?

吞咽异物感一般指空咽唾液时有明显异物感,吞咽食物时反而不明显,一般有以下几类原因:①咽部及其周围组织的器质性病变,如慢性咽炎、咽角化症、扁桃体肥大、悬雍垂过长、咽部肿瘤、反流性咽喉炎等。②功能性因素,常为神经官能症的一种表现,此种感觉可以间歇性或持续性存在,多与恐癌、焦虑等精神因素有关,也可由内分泌功能紊乱引起。

4.吞咽困难就是食管癌吗?

吞咽困难不一定是食管癌。咽部及临近组织器官的器质性或功能性病变

也可以引起吞咽困难,原因大致可分为以下三类:

①功能性障碍:凡是引起咽痛的疾病,一般都会伴有不同程度的吞咽困难,咽痛越剧烈,吞咽困难越严重。

②梗阻性疾病:咽部狭窄、肿瘤或者异物,妨碍食物下行,尤其是固体食物难以咽下,流质饮食尚可通过。

③瘫痪性疾病:因中枢或周围神经系统病变所致咽肌瘫痪,均可引起吞咽困难,此类吞咽困难在进食流质饮食时更为明显。

5.咽部异物感需要做哪些检查?

咽部异物感首先需要排除器质性病变,以免误诊,可行咽部及颈部查体。若不能明确病因则需扩大检查范围,对眼、耳、鼻、喉、颈、消化道和心胸等处进行检查,可行电子鼻咽喉镜、纤维食管镜、胃镜,胸部、茎突、颈椎及食管吞钡 X 线片,颈部及甲状腺 B 超检查等。

6.进食鱼后,咽部有异物感该怎么办?

进食鱼肉后咽部异物感应及时就医,避免使用吞饭团、馒头、喝醋等办法,以免鱼刺刺入更深位置甚至完全进入黏膜下。经询问病史、口咽视诊、鼻咽镜检查及间接喉镜检查,一般能做出咽部有无异物的诊断。若查体未能发现异物,而患者咽部异物感持续存在并难以缓解,可给予电子鼻咽喉镜、X 线片、CT 或 MRI 等进一步检查。

7.咽部不适,为什么要做电子鼻咽喉镜检查?

咽部不适可由咽部及临近组织器官病变引起,口咽视诊、鼻咽镜检查及间接喉镜检查有时存在视线盲区,难以全面了解患者咽部情况,存在漏诊较早期咽部肿瘤的可能,而电子鼻咽喉镜可发现较早期的咽部肿瘤。

常见喉部问题

1.喉咙疼痛通常是由哪些疾病引起的?

引起喉痛的疾病有:①喉的急性炎症,如急性会厌炎、急性喉炎、喉软骨膜炎(常继发于外伤及放疗后)。②喉的关节病变,如环杓关节炎。③喉外伤或喉异物。④喉部恶性肿瘤晚期。⑤喉的特异性炎症,如喉结核。

2.喉痛要做哪些检查?

喉痛需要进行以下检查:

(1)喉的外部检查:检查有无外伤,观察有无吸气性软组织凹陷,即胸骨上窝、锁骨上窝、剑突下吸气时组织凹陷,再观察甲状软骨是否在颈部正中,两侧是否对等。然后,行喉部触诊,触诊甲状软骨、环状软骨、环甲间隙,注意颈部有无肿大淋巴结。最后,医生用手指捏住甲状软骨两侧左右摆动,并稍加压使之与颈椎发生摩擦,正常时有摩擦音,如摩擦音消失,提示喉咽环后区可能有肿瘤。

(2)间接喉镜检查:检查咽喉及喉部的结构是否正常,黏膜有无充血、水肿、溃疡,声带运动是否正常,有无新生物。

(3)若间接喉镜检查未能明确病因或不满意者,可行电子鼻咽喉镜检查。

(4)怀疑临近组织病变者需行咽喉部 CT 及 MRI 检查。

3.喉痛会致命吗?

有些引起喉痛的疾病可以致命:

(1)急性会厌炎,若不及时处理,病情进展较快时可引起急性呼吸困难甚至窒息,危及患者生命。

(2)闭合性喉外伤,如喉黏膜发生严重的肿胀、血肿,胸部及纵隔气肿,环状软骨弓骨折及双侧喉返神经损伤等均可引起呼吸困难,甚至窒息,应做好气管切开的准备。

(3)开放性喉外伤,喉软骨骨折、喉腔黏膜水肿或血肿引起的喉腔狭窄,血液流入下呼吸道,纵隔气肿等均可引起致命的呼吸困难。

(4)喉恶性肿瘤,其引起的喉痛若未能引起重视,病情进展后可引起呼吸困难或肿瘤扩散,危及患者生命。

4.声音嘶哑通常是由哪些疾病引起的?

声音嘶哑通常由以下疾病引起:

(1)支配声带运动的神经受损:①喉返神经损伤,这种情况最常见,如颈部外伤、甲状腺手术、食管恶性肿瘤及手术、纵隔肿瘤及手术等均可能引起喉返神经损伤。②迷走神经损伤,由于喉返神经是迷走神经的分支,迷走神经在发出喉返神经前的损伤均可引起声嘶,常见于颈部外伤、迷走神经鞘膜瘤等。③喉上神经损伤,常见于外伤、甲状腺手术等,其损伤可使声带张力减弱,导致音调变低。

(2)喉部本身的病变:①喉先天性畸形,先天性喉蹼、声带发育不良等;喉炎症性疾病,急性喉炎、慢性喉炎、喉结核、喉白喉、喉梅毒等。②声带良性增生性病变,声带息肉、声带小结、声带囊肿、声带接触性肉芽肿。③喉癌前病变,喉白斑、喉角化症、喉厚皮病等。④喉良性肿瘤,喉乳头状瘤、喉纤维瘤、喉血管瘤等。⑤喉外伤,喉软骨及软组织外伤、环杓关节脱位等;喉代谢性疾病,喉淀粉样变。

(3)癔症性声嘶。

(4)其他:由激素水平变化导致在变声期、女性月经期及老年阶段出现不同程度的声嘶。

5.声音嘶哑时应做哪些检查?

声嘶需要仔细询问发病时间、诱因及诊治情况,关注患者精神状态。患者可先行视诊及触诊,再行间接喉镜检查,若暴露不佳则需行电子鼻咽喉镜检查。若喉本部无明显器质性病变,则需进一步行颈胸部 CT、MRI 或 B 超排除甲状腺癌、食管癌、纵隔肿瘤、肺癌、迷走神经鞘瘤、鼻咽癌等。

6.儿童被异物卡喉该怎样处理?

喉异物多见于 5 岁以下幼儿,常因口含异物,或进食时突然大声说话或哭笑将异物吸入喉部。异物进入喉腔会立即引起剧烈呛咳,并常反射性喉痉挛或异物阻塞导致呼吸困难和发绀。怀疑儿童异物卡喉时应及时到耳鼻咽喉科就诊,若出现窒息,可行海姆立克法急救。

7.哪些耳鼻咽喉科疾病会导致呼吸困难?

可引起呼吸困难的耳鼻咽喉科疾病如下:

(1)喉的先天性疾病,如先天性喉蹼、先天性喉软骨畸形。

(2)喉和咽的炎症性疾病,如急性会厌炎、小儿急性喉炎、小儿急性喉气管支气管炎、喉白喉、喉结核、咽后脓肿等。

(3)喉肿瘤,如喉乳头状瘤、喉纤维瘤、喉血管瘤、喉癌、喉肉瘤等。

(4)喉的其他疾病,如喉水肿、喉异物、喉痉挛、声带巨大息肉、会厌巨大囊肿、喉外伤、双侧喉返神经麻痹等。

(钱晔　夏同良)

颈部疾病

1.儿童或青少年颈部出现瘘管,通常是由哪些疾病引起的?

儿童或青少年颈部出现瘘管,通常是由甲状舌管囊肿及瘘管和鳃裂囊肿及瘘管形成的,一般需要手术治疗。

(1)甲状舌管囊肿及瘘管:外瘘口常位于颈前正中线或略偏一侧的皮肤表面,常有分泌物溢出,继发感染时瘘口周围红肿,有脓液溢出。内瘘口位于舌盲孔或无内瘘口。

(2)鳃裂囊肿及瘘管:根据胚胎发育来源不同分为四类。第一类鳃裂囊肿及瘘管,较少见,瘘管的外瘘口多位于下颌角后下方至舌骨平面的胸锁乳突肌前缘,内瘘口位于外耳道软骨部、耳屏、乳突等处;第二类鳃裂囊肿及瘘管,占绝大多数,外瘘口常位于胸锁乳突肌前缘中、下 1/3 相交处及其附近,瘘管多沿颈动脉鞘上行,达到腭扁桃体窝,内瘘口位于此处;第三类鳃裂囊肿及瘘管,较少见,外瘘口常位于胸锁乳突肌前缘下端,瘘管经颈动脉之前进入梨状窝,内瘘口位于此处;第四类鳃裂囊肿及瘘管,临床极少见,外瘘口位于锁骨上部皮肤,内瘘口位于梨状窝或食管入口处。

2.颈部出现异常包块,通常是由哪些疾病引起的?

颈部异常包块通常可分为先天性包块和后天性包块,具体如下:
(1)先天性包块包括甲状舌管囊肿、鳃裂囊肿、囊状水瘤等。
(2)后天性包块包括颈部结核、脓肿、颈动脉体瘤、神经鞘膜瘤、神经纤维瘤、血管瘤、脂肪瘤、转移性恶性肿瘤、恶性淋巴瘤、神经源性恶性肿瘤、甲状腺肿瘤、甲状旁腺肿瘤、颈部血肿、颈部积液等。

3.颈部出现异常包块,需要引起重视吗?

颈部出现异常包块要及时前往耳鼻咽喉科就诊,由医生检查并判断包块性质,制定后续的诊治方案。

(梁辉　钱晔　夏同良)

咽炎

1.慢性咽炎需要怎样治疗？

（1）积极治疗引起慢性咽炎的原发病，如治疗咽部邻近的上呼吸道病变、慢性鼻炎、慢性扁桃体炎，以及口腔炎症、鼻中隔偏曲、慢性鼻窦炎、腺样体肥大或者打鼾、鼻咽部的占位病变。

（2）调整生活方式，如戒烟戒酒、清淡饮食、规律正确的生活作息、适当的体育锻炼，避免接触生活或工作中的化学刺激物体。

（3）积极治疗全身性疾病，如心脏病、贫血、胃食管反流、慢性支气管炎、风湿、风湿热等。

（4）不建议患者使用抗生素，除非有明确的感染病灶，通常要保持口腔清洁，可以用呋喃西林溶液漱口；也可用超声雾化或采取激光、射频治疗，减少咽后壁的淋巴滤泡。

（5）中医治疗可用金银花、菊花、麦冬加两枚胖大海，用开水泡当茶饮。

2.日常生活中，慢性咽炎患者需要注意哪些问题？

（1）保持健康规律的作息，避免熬夜。

（2）进行适当体育锻炼，每周至少锻炼 3 次，可增强体质，防止感冒。

（3）清淡饮食，不要吃生冷、辛辣刺激的食物，如冰糕、麻辣小龙虾等。

（4）戒烟、限酒，避免烟酒刺激咽部。

（5）注意保持口腔清洁，勤漱口。

（6）适当减轻工作压力，学会自我调节，尽量保持轻松愉快的心情。

（7）尽量避免接触一些致病源，如粉尘、有害气体、刺激性食物、空气质量差的环境等。

3.胃食管反流会引起咽炎吗？该如何治疗？

胃食管反流可引起咽炎。胃食管反流引起的咽炎，主要还是要针对胃食管反流病进行治疗：

（1）改变生活方式：避免诱发因素，如咖啡、酒精、碳酸饮料、巧克力、高脂食物，睡眠时抬高床头，避免餐后 2～3 小时内睡、卧。

（2）药物治疗：抑制胃酸，首选质子泵抑制剂，其在食管炎的愈合率、愈合速度和反流症状缓解方面有显著效果；抗反流药物包括巴氯芬；促进胃动力药物包括多潘立酮片、枸橼酸莫沙必利；黏膜保护剂包括铝碳酸镁、硫糖铝。

（3）内镜下治疗和手术治疗：如果药物治疗效果差，考虑内镜下治疗或手术治疗，缓解临床症状。

4.咽部有很多小泡，需要进行手术治疗吗?

正常情况下，咽喉部的小泡为淋巴滤泡，属于免疫系统的一个组成部分，但每个人的身体状况不同，由于饮食原因有可能会受到刺激或者严重反应，容易出现滤泡增生，当咽喉部有异物感或者梗阻感的时候，就需要到医院治疗，包括保守治疗和手术治疗。只有在保守用药治疗后患者咽部小泡没有明显变化，咽异物感及其他症状明显持续存在时，才考虑手术治疗，较常见的是低温等离子射频技术。

（李文明　侯波）

扁桃体炎

1.慢性扁桃体炎需要手术切除吗?

不是所有的慢性扁桃体炎患者都需要做手术，如果扁桃体反复发炎或者肿大，并且有明显的异物感、黏痰，影响到患者的正常生活，或者患者扁桃体发炎累及心脏、肾脏或者其他免疫系统，引发急性心肌炎、急性肾炎，则可以考虑做手术。因为扁桃体具有一定的免疫功能，如果只是偶尔发炎，不建议患者做手术切除。

2.慢性扁桃体炎会对身体有危害吗?

慢性扁桃体炎会对身体健康和生活质量等多方面造成影响。首先，该病会导致咽痛、发烧、口臭、扁桃体肿大等，出现这些症状会影响到生活和工作。其次，患者病情严重时会引起并发症，如中耳炎、鼻窦炎、急性肾炎等，进而对身体健康甚至生命都会造成威胁。

3.扁桃体上为什么会有白色颗粒?

扁桃体出现白色颗粒的原因如下:

(1)扁桃体化脓出现脓点,表现为扁桃体表面有黄白色的颗粒。

(2)扁桃体角化症,在扁桃体表面可以见到沙砾样的白色颗粒,无法用棉签擦拭掉。

(3)慢性扁桃体炎,扁桃体隐窝里的干酪样分泌物长期经慢性炎症刺激,会分布在扁桃体的表面。

4.急性扁桃体炎该怎样治疗?

病毒性急性扁桃体炎可以自行好转,无须药物治疗;如果是细菌感染导致的扁桃体红肿化脓,则需要服用足量、足疗程的抗生素。服用过程中即使感觉症状有所改善也不能擅自停药、减药,否则可能会造成再次感染,同时还可以采用局部治疗、中药治疗来缓解不适症状。对于反复发作的患者,可在急性炎症完全消退后2周后进行扁桃体切除术。

(李文明　侯波)

下咽肿瘤

1.下咽在哪里?

我们通常所说的咽腔其实分为三部分,自上而下分别是鼻咽(图 1)、口咽(图 2)和下咽(图 3、图 4)。鼻咽位于软腭游离缘上方,向前通向鼻腔,位置隐匿,必须借助间接鼻咽镜或者电子鼻咽喉镜才能看到。鼻咽癌就发病于此处。口咽介于软腭游离缘至会厌上缘平面之间,通常所说的咽部即指此处,包括腭扁桃体、悬雍垂等结构。而下咽是指会厌软骨上缘至食管入口之间腔隙。下咽位置较深,与喉及食管入口毗邻,由环后隙及两侧的梨状窝、下咽后壁围绕而成,需借助间接喉镜或者电子鼻咽喉镜才能看到,若异物嵌于此时易漏诊。

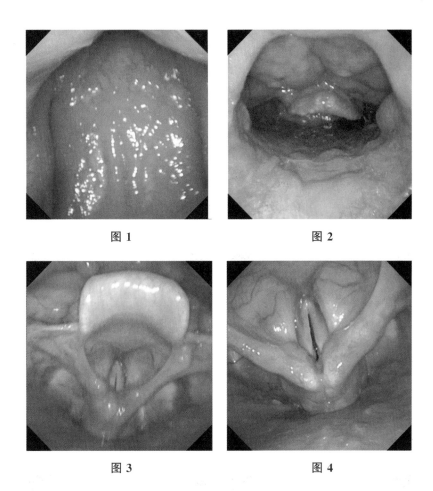

图 1　　　　　　　　　　　图 2

图 3　　　　　　　　　　　图 4

2.下咽癌与喉癌有什么区别?

从解剖角度讲,下咽与喉毗邻,呈"半包围"状围绕着喉,且下咽属于上消化道,而喉属于上呼吸道;此外,下咽与喉在组织成分、淋巴引流等方面截然不同。从症状上来看,下咽癌患者(图5至图8)多以吞咽困难、吞咽疼痛、咽部异物感等就诊,病情较重的患者会有声音嘶哑等症状;喉癌患者多因声音嘶哑来就诊,病情严重的患者会出现呼吸困难等症状。从病情轻重角度讲,下咽癌早期即易发生颈部淋巴结转移,且易合并食管癌或累及喉腔,治疗难度大,远期预后较差;喉癌(图9、图10)因分型不同,病情严重程度有差异,总体上讲,治疗难度小于下咽癌,且预后相对较好。

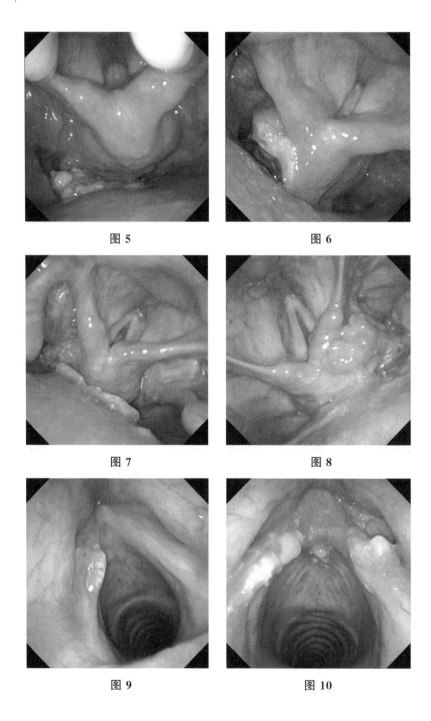

图 5

图 6

图 7

图 8

图 9

图 10

3.下咽癌的病因是什么？

饮酒，尤其是长期大量饮酒，是下咽癌的最常见、最主要的病因。此外，吸烟、遗传、营养缺乏及病毒感染（主要是人乳头瘤病毒）等，也是下咽癌的危险因素。

4.如何发现下咽肿瘤？

下咽肿瘤早期症状不明显，且下咽位置深，必须借助间接喉镜或者电子鼻咽喉镜才能发现肿瘤。间接喉镜检查易引起患者反射性呕吐等不适，存在观察不充分等问题。电子鼻咽喉镜是目前临床上检查下咽病变最直观、最可靠的检查手段，并可通过电子鼻咽喉镜窄带成像技术（NBI）（图 11 至图 13）或活检，对肿瘤的良恶性进行判断。

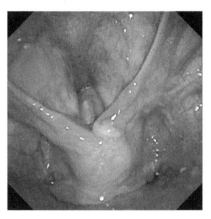 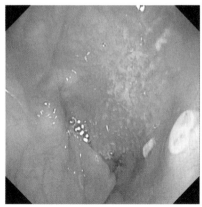

图 11　　　　　　　　　　　　图 12

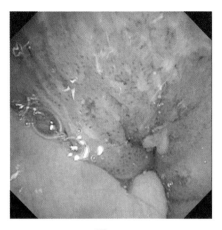

图 13

5.下咽癌的治疗方法有哪些?

下咽癌的治疗方法包括手术、放射治疗、同步放化疗、诱导化疗,之后视其效果情况再选择放疗或手术、生物治疗等。目前,国内多采用手术及术后放疗的综合性治疗方案。

6.下咽癌的治疗效果好吗?

下咽癌属于头颈部恶性程度最高的肿瘤之一,术后容易复发,总体预后较差,同时性下咽癌与食管多原发癌的发生率为 14.3%～37.5%。根据我国《下咽癌外科手术及综合治疗专家共识》,对于早期(Ⅰ、Ⅱ 期)患者,治疗后 5 年生存率为 60% 左右;而中晚期(Ⅲ、Ⅳ 期)患者,治疗后 5 年生存率仅有 30% 左右。

7.下咽癌能够采用微创手术治疗吗?

对于早期病变,可考虑经口激光、等离子或者机器人手术等微创手术,但同期应行开放性颈部淋巴结清扫术。对于不愿接受开放手术的患者,可行术后颈部放疗;或者对于病灶局限、术前检查未见明显淋巴结转移的患者,可术后密切随访观察。

8.下咽癌手术后能吃饭吗?

下咽属于上消化道的一部分,如采用开放手术,患者术后短期内无法经口进食,需暂通过经鼻留置的胃管打饭,待下咽吻合口愈合后方可经口进食。如采用微创手术,则患者术后可经口进食(通常是术后短期内进食流质食物)。

9.下咽癌手术后能说话吗?

对于早期病变,下咽癌手术可保留喉功能,患者术后可以说话;对于中晚期病变,喉腔常常受累,手术需将喉体全部切除,患者术后无法说话。

10.下咽癌容易转移吗?

下咽癌非常容易出现颈部淋巴结转移,此外,晚期下咽癌还易发生远处转移,最常见的位置是肺部和骨。

(雷大鹏　曹晟达)

声带息肉及小结科普

1.声带息肉或小结必须手术治疗吗?

对于小的声带息肉(图1、图2)或小结(图3、图4),可在耳鼻咽喉科医生的建议下,采用声音休息、雾化等保守治疗。目前,声带息肉主要采用经口二氧化碳激光手术,属于微创手术,体表是不留瘢痕的。

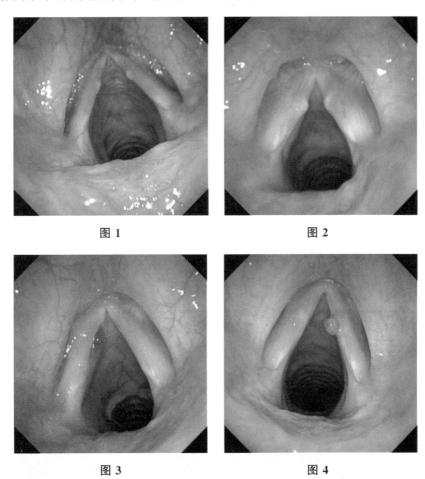

图1

图2

图3

图4

2.声带息肉会癌变吗?

声带息肉通常不会癌变。

3.声带息肉做了手术还会复发吗?

声带息肉多与不当发声、过度发声有关。患者术后如继续不当发声、过度发声,声带息肉有复发风险。

4.声带息肉的发生与职业有关吗?

声带息肉多与用声不当、过度发声有关。教师、导游、销售等用嗓过多的职业是声带息肉高发人群。

(魏东敏　徐佳宁)

急性会厌炎科普

1.剧烈咽痛、不敢进食,需警惕什么疾病?

咽部剧烈疼痛多见于急性炎症、咽间隙感染、咽部恶性肿瘤,应及时就诊,需警惕患上急性会厌炎(图1至图4)。急性会厌炎起病急、发展迅速,容易造成上呼吸道阻塞,出现呼吸困难,严重时可危及生命。

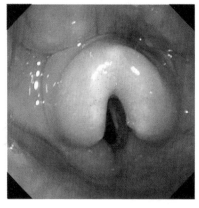
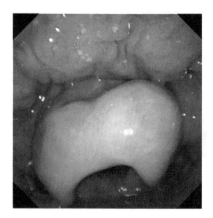

图1　　　　　　　　　　　　图2

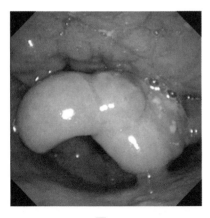 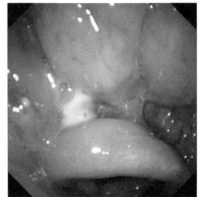

图 3   图 4

2.急性会厌炎会造成什么严重后果?

急性会厌炎起病急骤,严重时可阻塞声门导致呼气性呼吸困难,从而造成窒息。患者短时间内可发生晕厥或休克。

该病需要住院治疗,并密切观察病情,积极治疗,包括控制感染、保持呼吸道通畅。

3.急性会厌炎与急性咽炎有什么区别?

在症状方面,急性会厌炎、急性咽炎均可以出现咽痛、发热。但急性会厌炎患者病情更重,可因吞咽疼痛而出现吞咽困难,重症患者可出现呼吸困难。在检查方面,急性会厌炎患者进行电子鼻咽喉镜或间接喉镜检查可观察到会厌充血肿胀。而急性咽炎患者的会厌无上述表现。

4.急性会厌炎是怎样引起的?

急性会厌炎最常见的病因是细菌感染。此外,创伤、异物、有害气体、邻近组织感染(如扁桃体、咽炎等)引起会厌黏膜炎性病变,也会导致急性会厌炎。

5.怎样判断自己是否为急性会厌炎?

对于急性咽喉疼痛、吞咽时疼痛加剧的患者,应及时就诊。间接喉镜、电子鼻咽喉镜检查是诊断急性会厌炎的主要手段。

(魏东敏　徐佳宁)

急性喉炎科普

1.急性喉炎是什么引起的?

急性喉炎(图1至图4)多发生在伤风感冒之后,感染是引起急性喉炎的主要原因。此外,有害气体刺激、用嗓过度等职业因素、喉创伤等也是引起急性喉炎的因素。

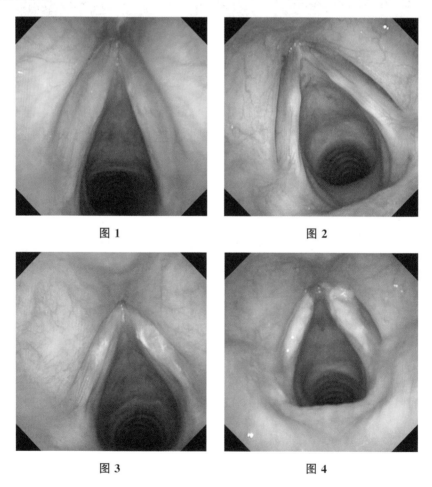

图1

图2

图3

图4

2.小儿急性喉炎有什么症状?

小儿急性喉炎(图5)起病较急,多有发热、声音嘶哑、咳嗽等症状,早期可表现为阵发性犬吠样咳嗽。小儿急性喉炎病情发展迅速,如不及时治疗,可出现呼吸困难、呼吸衰竭,因此,确诊后必须住院治疗。

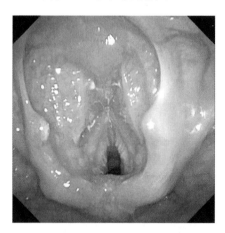

图 5

3.急性喉炎要怎样治疗?

急性喉炎治疗的关键是利用激素类药物雾化、静脉滴注等方式减轻喉水肿,并及早使用足量有效抗生素控制感染。另外,可采取吸氧、化痰等治疗,保持呼吸道通畅。对于危重患儿,应加强监护及支持疗法,注意全身营养与水电解质平衡,保护心肺功能等。

4.小儿急性喉炎为什么会在夜间加重?

患儿会因白天哭闹等原因导致咽喉黏膜炎症在夜间加重;此外,患儿夜间处于平卧休息状态,易出现咽喉部分泌物潴留,出现呼吸困难。

(梁辉 魏东敏 徐佳宁)

喉肿瘤科普

1.什么情况下要警惕自己得喉癌了?

年龄超过 40 岁,有吸烟习惯、出现了持续性(2 周以上)声音嘶哑或咽喉部不适者,应及时就诊,警惕罹患喉癌。

2.喉癌患者会有什么症状?

喉癌根据发生部位不同,分为了声门上癌(图 1、图 2)、声门癌(图 3、图 4)、声门下癌(图 5、图 6)、贯声门癌,症状多有不同。声门上癌患者早期有异物感等轻微症状,病情加重时可出现咽喉痛、声音嘶哑、呼吸困难等症状。声门癌患者初期表现为发音易疲劳或声音嘶哑,病情加重会出现呼吸困难等症状。声门下癌患者早期无明显症状,当肿瘤增大到一定程度时,可出现刺激性咳嗽、声音嘶哑、咯血、呼吸困难等。贯声门癌患者早期症状不明显,病情加重时可出现声音嘶哑、咽喉痛等症状。

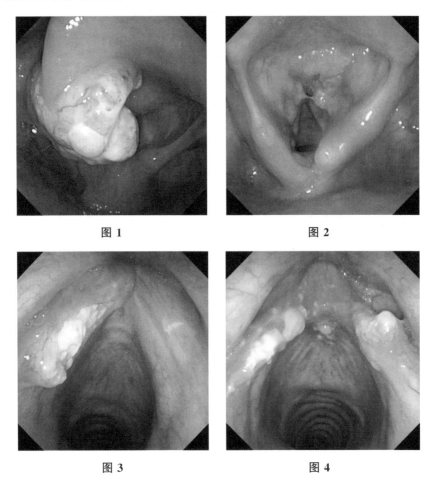

图 1　　　　　　　　　　　图 2

图 3　　　　　　　　　　　图 4

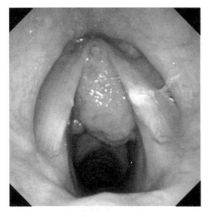 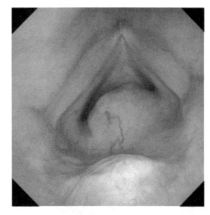

图 5　　　　　　　　　　　　图 6

3.喉肿瘤的治疗方法有什么?

喉肿瘤根据良恶性、肿瘤范围等不同,采用的治疗方法不同。对于喉癌多主张以手术为主的综合治疗,而对于喉良性肿瘤及早期喉癌(声门型及声门上型),可采用经口支撑喉镜下二氧化碳激光手术(图 7)等微创治疗。术后放疗主要适用于肿瘤范围较大(已侵犯至喉外、颈部软组织等)、肿瘤已发生颈淋巴结转移、术后病理证实手术切缘接近肿瘤或有肿瘤残留等情况。

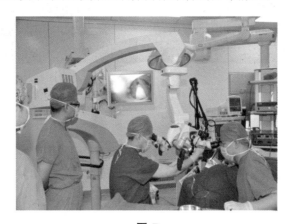

图 7

4.什么是声带白斑?

声带白斑(图 8 至图 11)指喉黏膜上皮增生和过度角化所产生的白色斑片样表现,是一种临床术语,包含了多种病理类型,有发展为喉癌的可能。部分患者活检或者术后病理可为原位癌或浸润性喉癌。

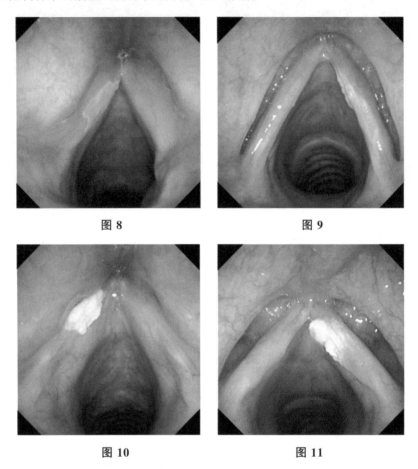

图 8 图 9

图 10 图 11

5.声带白斑可以保守治疗吗?

初诊为声带白斑的患者可戒除烟酒,避免喉黏膜刺激因素,对于咽喉反流者可应用抑酸治疗,并随访观察。如保守治疗无效,可考虑行手术治疗。

(雷大鹏　曹晟达　张自伟)

颈部包块

1.哪些疾病会引起颈部包块？

颈部包块的成因较为复杂，如果发生颈部包块，大致考虑以下五种疾病：

（1）正常的解剖结构病变，如双侧颌下腺下垂、淋巴结增生等。

（2）炎性疾病，包括急性淋巴结炎、慢性淋巴结炎、猫抓病等。

（3）类瘤性疾病，包括甲状舌管囊肿、鳃裂囊肿、皮样囊肿等。

（4）良性肿瘤，包括神经鞘瘤等。

（5）恶性肿瘤，包括原发癌和转移癌，原发癌有淋巴瘤等，转移癌包括鼻咽癌转移的肿瘤、肺癌转移的肿瘤等。

2.颈部包块需要做什么检查吗？

（1）活组织检查：最常用的方法是细针穿刺细胞学检查。

（2）影像学检查：包括超声检查、血管造影以及 CT 或 MRI 检查。

（3）实验室化验检查：包括肿瘤标志物检查、血沉、乳酸脱氢酶等。

3.什么样的颈部包块需要引起注意？

颈部肿块遵循"三七规律"。一般来说，7 天内出现的肿块一般是炎症；发现存在 7 年以上的肿块多为先天性；病程中等，如 7 周左右则可能是肿瘤。如果颈部肿块是搏动性肿块，可能是血管病变，需要在医院进行进一步诊断，不要刺破，以防出血；如果肿块是非搏动性的，可以摸，也可以活动，不用紧张，一般为良性病变，可考虑手术或自我观察；但是如果肿块会慢慢长大，摸起来会有疼痛感，那就要及时去医院。

4.查体发现颈部淋巴结是正常现象吗？

颈部有淋巴结通常是正常现象，淋巴结分布在人体全身，但也不排除因为淋巴结炎、肿瘤等造成颈部有可触及的淋巴结，所以需要具体情况具体分析。如果颈部淋巴结质地较软、表面光滑、活动度佳、边界清楚，而且患者无不适感，通常是正常的，是组成人体免疫系统的一部分。但如果颈部淋巴结质地较硬，触痛明显，伴有发热症状，考虑可能为淋巴结炎。如果淋巴结质硬，活动度差，膨胀感明显,伴有消瘦、乏力等症状,则考虑可能是恶性淋巴瘤或恶性肿瘤淋巴结转移。所以,患者颈部有淋巴结是否为正常现象,需根据患者临床表现、辅助检查等综合分析。

5.什么样的颈部淋巴结肿大为恶性肿瘤?

(1)淋巴结肿大数量、部位增多:如果早期在脖子上触及淋巴结肿大,过了一段时间之后,又在腋窝和颌下等部位触及淋巴结肿大,或者在身体的远部,比如在会阴部等地方出现淋巴结肿大,这些情况都需要引起警惕,因为这种全身多处的淋巴结肿大,很有可能是恶性疾病转移所致。

(2)淋巴结变硬:炎症所导致的淋巴结肿大,一般比较柔软,而且触摸时虽然有一点疼痛反应,但不会太过于明显,如果淋巴结出现肿大、变硬像石头一样,这种情况也需要引起警惕,很有可能是癌细胞扩散到淋巴结内,在淋巴结内增殖。

(3)淋巴结处皮肤破溃、流脓:正常情况下,炎症所导致的淋巴结肿大不会伴随流脓和皮肤破溃等表现,但如果出现了淋巴结肿大所在的部位的皮肤开始破溃,出现流脓、流液等症状,除了要考虑化脓性淋巴结炎之外,还要考虑恶性肿瘤。

（梁辉　李文明　侯波）

甲状腺结节

1.甲状腺在人体哪个部位?

甲状腺是人体最大的内分泌腺,位于颈前,在气管和食管的前方及两侧,皮肤深处 1～1.5 厘米。其外形像一只蝴蝶,又像甲盾一样守护着气管,所以名为甲状腺。它是人体重要的内分泌腺体,分泌甲状腺激素。

2.甲状腺结节患者会有什么症状吗?

大多数甲状腺结节往往无症状,少部分患者会出现以下症状:
(1)因为结节较大而发现颈前隆起。
(2)有些患者会出现结节周围疼痛,如甲状腺结节出现囊内出血,则可能疼痛加剧。

（3）压迫或侵袭的症状：当甲状腺结节增大压迫或累及周围结构时，可能出现声音嘶哑、进食饮水呛咳、咽喉部异物感、吞咽阻挡感甚至呼吸困难、吞咽困难等。

（4）当甲状腺结节伴有甲状腺功能亢进时，会出现甲亢的症状，如心慌、手抖、多汗、易怒。

3.什么样的甲状腺结节需要手术治疗？

首先，怀疑有恶性肿瘤倾向的结节建议手术。其次，针对不怀疑恶性，考虑良性的结节，当有压迫症状或合并甲亢，也就是甲状腺结节合并特殊功能的情况下，建议手术。另外，若为胸骨后的甲状腺肿，通常都会对气管造成一定的压迫，所以建议进行手术切除。

4.甲亢与甲状腺结节有关系吗？

如果患者甲状腺结节通过检查确诊为高功能腺瘤，就会导致甲状腺结节自主开始分泌甲状腺激素，而甲状腺激素分泌过多就会引起患者出现甲状腺功能亢进，出现心率增快、易发脾气、高热以及消瘦、易失眠多梦等现象。但如果患者甲状腺结节并没有发生自主分泌甲状腺激素的情况，则说明甲状腺结节与患者甲状腺功能亢进无因果关系；如果患者甲状腺结节合并甲亢，也会导致患者出现心慌等一系列症状。

5.如何判断患者有没有甲状腺结节？

较大的结节都可以通过触诊来清楚地摸到，并且做吞咽动作时，可以触到随着腺体上下移动。而较小的结节、难以触碰到的，可以通过甲状腺的超声来分辨。另外，对于微小的结节还可以做甲状腺的 MRI，或者是颈部的 CT，都可以做进一步判断。

6.甲状腺结节就是甲状腺恶性肿瘤吗？

甲状腺结节，就是甲状腺里面长了肿块，但并不表示就是甲状腺恶性肿瘤。一般来说，可根据超声检查中的表现，将甲状腺结节进行甲状腺影像报告和数据系统（TI-RADS）分类，从而初步判定甲状腺结节的可能性质。

7.什么样的甲状腺结节需要做细针穿刺检查?

超声检查中依据甲状腺结节的回声、形态、边缘、是否有钙化、纵横比等进行了 TI-RADS 分类。分类当中 4 类(包括 4a、4b、4c)、5 类的结节建议做细针穿刺细胞学检查。

8.甲状腺功能五项结果要怎样看?

甲状腺功能五项化验单结果中一般包括促甲状腺激素(TSH)、甲状腺素(T4)、三碘甲状腺原氨酸(T3)、游离甲状腺素(FT4)和游离三碘甲状腺原氨酸(FT3)五项,通过参照这五项的数值可以对患者身体进行健康评估。若化验单上的数值后箭头向上,则表示升高,若箭头向下,则表示降低。一般来说,若甲状腺功能中的 FT3、FT4 升高,TSH 降低,则说明可能有甲状腺功能亢进。若是 FT3、FT4 降低,TSH 升高,则说明可能是甲状腺功能低下。

9.有甲状腺结节患者需要吃无碘盐吗?

甲状腺结节患者不一定非要吃无碘盐,具体要根据患者的甲状腺功能而定。甲状腺结节并不是一种甲状腺疾病,而是许多甲状腺疾病的表现,如结节性甲状腺肿、甲状腺腺瘤、甲状腺癌等。有甲状腺结节的患者有可能需要吃无碘盐,也有可能需要吃有碘盐,需要根据具体情况而定,不能一概而论。如果患者甲状腺功能低下或者甲状腺功能正常,就可以考虑吃有碘盐。但是如果患者甲状腺功能亢进,建议吃无碘盐,而且要避免食用含碘丰富的食物,如海带、紫菜等,否则会使患者的甲状腺功能更加亢进。

10.血液检查中,甲状腺过氧化物酶高说明什么问题?

甲状腺过氧化物酶升高提示机体发生过自身免疫性疾病,机体把甲状腺当成抗原,产生了针对甲状腺的抗体,包括甲状腺过氧化物酶、微粒体抗体、促甲状腺激素、受体抗体等。

最常见的疾病是桥本氏甲状腺炎,也就是慢性淋巴细胞性甲状腺炎,也可见于弥漫性甲状腺肿伴甲状腺功能亢进症;患自身免疫性疾病时,甲状腺过氧化物酶也有可能升高,如类风湿性关节炎、多发性肌炎、皮肌炎、系统性红斑狼疮等。在患有这些自身免疫性疾病时都有可能发生甲状腺过氧化物酶升高,机体对自身的组织不认识了,所以产生了自身的抗体,要根据患者的临床症状、体征,进行诊断。

11.如何判断甲状腺结节的性质?

甲状腺结节通过 TI-RADS 分级,初步判断结节良恶性,通过结节的外观,有无血流、结节硬度以及结节内是否有钙化等超声影像特征,对结节进行评分,进而分级。当评分达到 4 级及以上时,结合结节性质有可能为恶性,则建议进行细针穿刺活检,或者手术切除进行病理学诊断。

12.甲状腺癌手术都需要开刀吗?

甲状腺癌的手术都是需要开刀的,但随着技术的发展以及人文关怀观念的重视,近些年发展出了经腋窝、经乳晕、经口的腔镜甲状腺手术。相对于传统的颈部切口,克服了颈部瘢痕的问题,从而达到了美观的效果。

13.结节性甲状腺肿需要手术治疗吗?

绝大多数的结节性甲状腺肿是不需要治疗的。如结节较大影响外观,可考虑行手术治疗。如果结节导致了压迫症状,或延伸至胸骨后,则建议进行手术治疗。

14.甲状腺结节会自己消除吗?

一般情况下绝大多数的甲状腺结节是不会自动消失的。若为炎症性的结节,如亚急性甲状腺炎、急性化脓性的甲状腺炎、慢性淋巴细胞性甲状腺炎等导致甲状腺出现结节,在炎症控制以后,会慢慢地消退。若为增生性结节性甲状腺肿,如碘缺乏、服用导致甲状腺肿的食物和药物等,以及一些肿瘤性的结节,如甲状腺良性的腺瘤、甲状腺乳头状癌、甲状腺髓样癌、未分化癌、淋巴瘤、滤泡细胞癌等导致的甲状腺出现结节则需要手术切除。

15.甲状腺癌手术后还会复发吗?

甲状腺癌手术后仍有复发的概率。根据不同的分型和分期复发的概率是不同的。

一般甲状腺乳头状癌、甲状腺滤泡状癌的术后复发率比较低,如果没有转移,复发率一般为 2%～3%,如果已经转移,复发率在 20% 左右。髓样癌的复发概率较高,可达 50%～70%。未分化癌一般不能治愈。

所以甲状腺癌做完手术后复发概率，主要取决于癌的分型，同时也取决于采取手术的方式。另外，由于各种医源性因素的影响，手术后的转归、结局、预后也会有区别。

16.女性比男性更容易得甲状腺癌吗？

是的，女性比男性更容易患甲状腺癌，据统计甲状腺癌的发病率，女性比男性要高3倍。因为甲状腺癌的发病与内分泌相关性较高，包括孕激素和雌激素在内的女性激素均可能会参与到甲状腺癌的发病和发展中。若雌激素水平越高，甲状腺癌的发病率也就会越高，而相较于男性而言，女性体内原本就存在更多的雌激素，所以也更容易罹患甲状腺癌。

17.甲状腺癌的治疗效果怎么样？

甲状腺癌是全身恶性肿瘤治疗效果最好的肿瘤之一，占甲状腺癌比例最大的甲状腺乳头状癌绝大部分都是惰性癌，用通俗的话说，也就是"懒癌"。患了甲状腺癌，首先需考虑进行手术治疗，手术治疗效果非常好，但甲状腺癌当中也有预后较差的分型，比如髓样癌、未分化癌、低分化癌等类型，但这些类型的发病率比较低。

18.甲状腺癌会转移吗？

甲状腺癌会转移。最常见的转移部位是气管和甲状腺周围的淋巴结，临床上称为中央区淋巴结转移。

19.甲状腺乳头状癌术后为什么需要服用优甲乐？

甲状腺癌术后服用优甲乐，主要有以下原因：①甲状腺癌术后服用优甲乐，主要是起到抑制作用，抑制甲状腺癌的复发；②由于甲状腺癌行甲状腺的切除，如部分切除或全部切除会导致甲状腺功能减退，所以服用优甲乐，同时要替代缺少的甲状腺素。

20.甲状腺癌手术后需要放疗、化疗吗？

甲状腺癌在手术以后一般不需要进行化疗。甲状腺癌大部分是分化较好的甲状腺乳头状癌，手术可以切除得比较彻底，手术后对部分尚未清除干净的甲状腺组织可以通过放射性碘以及TSH抑制治疗，大多数的甲状腺癌可以得到较好的治疗,不需要进行化疗。只有少数分化较差的甲状腺癌可能需要后续的治疗,但多数也不是采取化疗的形式,而是需要采取分子靶向等治疗措施。

21.甲状腺癌跟辐射有关系吗?

放射治疗用的放射线、自然界天然的放射源、高压电线的辐射线等是目前已明确的甲状腺癌致病因素。统计显示,约9%的甲状腺癌与射线暴露、接触史有关。辐射剂量与发生甲状腺癌的风险呈线性增长,若接触剂量超过20戈瑞,甲状腺体将发生不可逆的损伤。甲状腺癌的发生还与接触辐射时的年龄有关,儿童期就接触过放射线是发生甲状腺癌一个重要危险因素。

(陈东彦 侯波)

嗓音疾病科普

1.怎样检查声带活动的问题?

患者可以做间接喉镜检查。若间接喉镜检查效果不好、配合不佳的患者,一般会进行电子喉镜检查(图1、图2),可接近声带表面进行直接准确观察是否有病变。对于声带无明显病变的患者,还可行动态喉镜检查(图3),检查方法类似于上述电子喉镜检查,但观察要点更针对发声时声带的振动特性,是更为细致精细的检查。

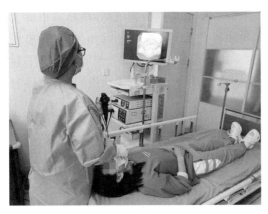

图 1

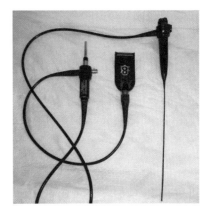

图 2

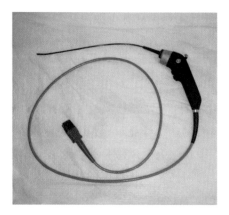

图3

2.声音嘶哑后一直用气声或耳语音说话能好转吗?

很多人声音嘶哑后,用气声或耳语音与人交流,但其实这样说话比正常说话对声带的伤害更大。因为在用气声或耳语音说话时,咽喉周围的肌群包括声带都处于紧张状态,会更加重声带的负担。就比如长期伏案工作后出现腰痛,我们应该伸展身体让腰背部肌肉进行放松,而非继续蜷着身体持续紧张。因此,声音嘶哑后,应减少说话频率而非降低说话音量。

3.什么是男声女调、女声男调?

男声女调、女声男调用医学名词来说即为青春期后音高异常,此类患者第二性征均表现正常,喉镜检查声带的形态和运动基本正常。虽无器质性病变,但这种功能性的发声障碍严重影响患者的社交活动和精神情绪,给患者造成一定的心理创伤。这种情况与体内的雌雄激素的水平和变化密切相关,也有患者所处的环境对其声音的影响。因此,对于这类可疑的患者应检测血清中睾酮和雌二醇水平,如有异常应给予相应的激素治疗,或转至内分泌科进行治疗,同时进行发音训练治疗。

4.做完手术之后还可以说话吗?

因咽喉部恶性病变行喉全切术后的患者无法说话,除此之外,手术之后都可进行发声,但声音质量不同。

若因单侧声带病变行激光手术治疗后的患者,手术后应进行半个月声音休息,减少说话频率。若因双侧声带病变行激光手术治疗后的患者,手术后应正常说话,并进行深度腹式呼吸练习,以防出现声带瘢痕粘连,影响声音质量的恢复。若因喉部恶性病变行气管切开及喉部分切除的患者,手术后视恢复情况决定是否拔除气管套管,在戴管期间用手按住气管套管的出气口可进行发声,不影响说话交流。

5.保护嗓子的方法有哪些?

(1)保持良好的健康状态,要经常锻炼身体,预防上呼吸道感染。

(2)保证充足的睡眠。

(3)保持良好的饮食习惯:①饮食要适量规律;②少食糖分过多、干燥、刺激性的食物;③用嗓前后15分钟内,最好不要喝水,更不要饮用太凉或太热的水;④饭后不宜练声;⑤禁用烟酒,尤其在用嗓前后不要吸烟、饮酒。

(4)培养良好的用嗓习惯:讲话要适量,切勿过度用嗓;练习正确的呼吸运动,在用声时做到吸气与呼气的协调运动。

(5)女性在月经期,由于全身内分泌的变化,呼吸道黏膜和声带黏膜表现为充血和水肿,这时要尽量减少用声,避免演唱类活动。

6.在家可以做嗓音训练吗?

在日常生活中,我们可以通过一些简单的训练动作来提高嗓音质量,如腹式呼吸训练、吹吸管训练、甲状舌骨肌放松等。

(1)腹式呼吸:坐位或卧位,全身自然放松,吸气时腹部隆起,呼气时腹部内收(图4、图5)。

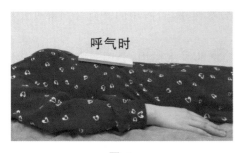
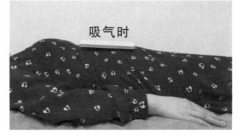

图4　　　　　　　　　　　　　图5

(2)吹吸管训练:将吸管放在嘴上,在腹式呼吸的基础上做吹吸管的动作。将一只手的手掌或纸片与吸管的另一端相对,检测气流是否平稳吹出(图6)。

(3)甲状舌骨肌放松:用拇指与食指沿着甲状软骨的后缘向上滑动进入甲状软骨与舌骨之间的空隙内,轻柔而稳固地按摩并轻轻地向下推甲状软骨,反复按揉1~2分钟,可以左右手交替进行(图7)。

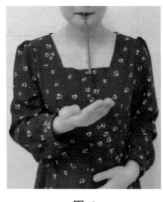 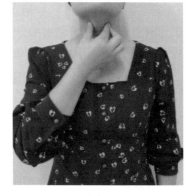

图 6   图 7

7.会伤害声带的习惯有哪些?

在声音嘶哑后,很多患者会出现以下五个自以为对声带有益、实际却更伤声带的做法:

(1)用气声或耳语音说话:很多人声音嘶哑后,用气声或耳语音与人说话,但其实这样说话,比正常说话对声带的伤害更大。

(2)边说话边喝水:很多用嗓过度、声音嘶哑或喉咙干痒的患者,会在说话的间隙喝水缓解喉咙不适,但这也是不可取的。

(3)清嗓:很多人在声音嘶哑后会选择清嗓,虽然清嗓后确实会更舒服一点,但这一动作却会使声带瞬间拉紧,更易造成声带损伤。

(4)吃大量润喉糖:吃完润喉糖之后清凉的感觉会让人感觉到舒适,而这种感觉其实是薄荷醇在起作用,但薄荷醇有脱水作用,若服用的薄荷醇剂量过大,会引起咽喉黏膜干燥,加重咽喉不适。

(5)喝大量茶和咖啡:茶和咖啡也有一定的脱水作用,会刺激咽喉黏膜,因此也要减少茶和咖啡的摄入。

8.嗓子哑了一定要完全噤声吗?

嗓子哑了之后可减少说话的频率,使声带得到休息,但说话时应注意正常发声,不要使用气声或耳语音。

9.什么是器质性嗓音疾病?

这主要是指各种疾病、外伤或先天发育导致的声带和与声带相关的肌肉组织出现形态和组织病理结构的改变,导致了发音异常,常见的有声带水肿、声带小结、声带息肉、喉癌等。

10.什么是功能性嗓音疾病?

这主要是由于声带和声道在发音活动中应用不当或过度应用所致,如声音疲劳和声音嘶哑。按照发病机制,功能性嗓音疾病又可分为功能不良性嗓音障碍和精神性(心因性)嗓音障碍。早期发病时并没有声带的形态改变,而只是运动上的异常,如青春期发音、女声男调、娃娃音、癔症引起的嗓音障碍等。

11.什么是运动性言语障碍?

这主要是指因外周或中枢神经罹病或受伤使得呼吸、发声、共鸣和构音肌肉的控制和支配出现问题,如痉挛性发音障碍、声带麻痹(图 8 至图 11)、帕金森病、肌紧张性发音困难、矛盾声带运动等。

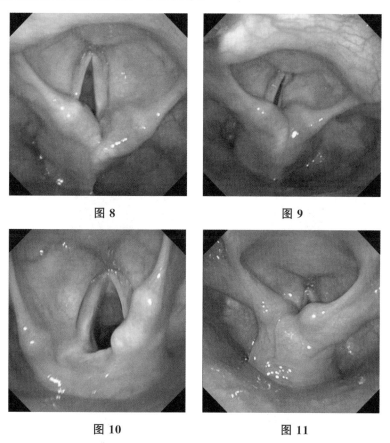

图 8　　　　　　　　　　　　图 9

图 10　　　　　　　　　　　　图 11

(雷大鹏　梁程程)

咽喉反流性疾病科普

1.什么是咽喉反流性疾病?

咽喉反流性疾病是指胃内容物异常反流入咽、喉及上呼吸道而引起的一种慢性症状或黏膜损伤,引起咽喉部相关的症状和体征,如咽部异物感、咽喉痛、频繁清嗓、慢性咳嗽、痰液增多、吞咽不畅等。

2.有哪些常见的咽喉反流性疾病?

(1)反流性咽喉炎:胃食管反流累及咽喉部,可引起喉部炎症、喉部接触性溃疡、慢性咽炎、哮喘、声带肉芽肿、声门下狭窄、喉痉挛等。

(2)喉肉芽肿(图1至图4):由于反流物的长期刺激,声带后端容易出现肉芽肿样病变。

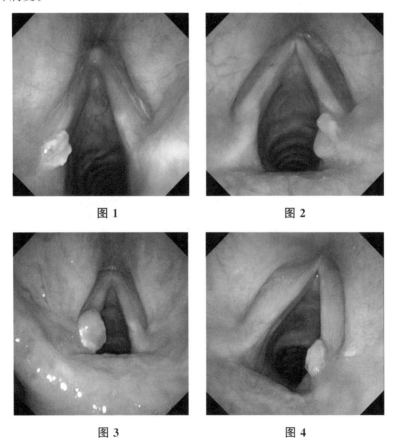

图 1　　　　　　　　　　　图 2

图 3　　　　　　　　　　　图 4

（3）伤口延迟愈合：反流性咽喉炎的慢性刺激会影响伤口愈合，既包括声突溃疡和肉芽肿恢复的延迟，还包括声带手术后的愈合延迟。

（4）喉狭窄：胃酸及蛋白酶的刺激可能会损伤声门下黏膜，导致溃疡不愈合及声门下狭窄。

（5）喉痉挛：其指突然发生或毫无预兆的呼吸困难，无意识的声带强力内收导致气道阻塞，患者会出现濒死感，夜间发作时会使患者惊醒。

（6）声带任克氏水肿（图 5、图 6）：胃酸或胃蛋白酶对喉部黏膜的长期刺激可以导致喉部组织的显著改变。

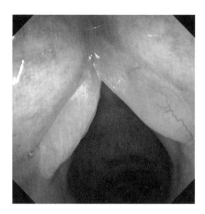 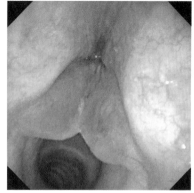

图 5　　　　　　　　　　　　　图 6

3.怎样做可以减轻反流症状?

（1）睡眠体位的调整：抬高床头或选择左侧卧位睡眠，可减少平卧位的反流。

（2）调整饮食：应摄入低脂肪高蛋白饮食，避免特定的刺激物，如柑橘类果汁、番茄制品、咖啡、茶、酒精、可乐、洋葱、巧克力等，睡觉前 2 小时应禁食。

（3）减少或停止吸烟。

4.为什么晚上平躺后容易咳嗽、嗓子发涩?

正常情况下胃里有很多的胃酸，在直立时由于受重力的影响，不容易由胃逆行上到食管再到咽部，平卧位时重力作用消失，有胃食管反流症的患者胃内容物易反流到咽部刺激喉咙。

5.检查发现有声突肉芽就必须进行手术治疗吗?

患者可先调整饮食及进行药物治疗,定期复查后若药物治疗有效,肉芽变小甚至消失,可不予手术治疗;若肉芽体积较大、药物治疗无明显效果可进行手术治疗并辅以药物治疗。另外,若为其他原因引起的声突肉芽,如手术插管、外伤等则需手术治疗。

(雷大鹏　雍蓉)

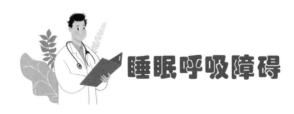

儿童睡眠呼吸障碍

1.孩子打鼾是一种病吗?

如果孩子只是短暂性打鼾,可能是由于睡觉姿势不当或者上呼吸道感染等引起的,解除病因后打鼾可以停止。如果长期打鼾或张口呼吸,甚至伴有憋气,就要考虑是否患有扁桃体腺样体肥大,并需要及时去医院完善相关检查。

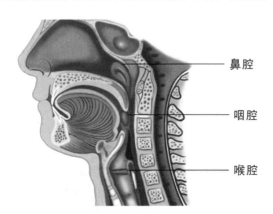

鼻腔

咽腔

喉腔

2.多大年龄的孩子容易打鼾?

6～7 岁是腺样体扁桃体生理性增生旺盛时期,若同时伴有频繁感冒、外界刺激等,更容易造成上气道阻塞导致打鼾。

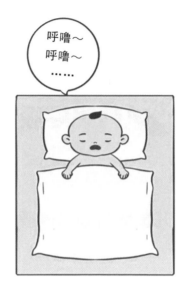

3.儿童打鼾的危害有哪些?

(1)影响睡眠质量,从而影响儿童生长发育。

(2)影响智力和行为,患儿可表现为学习成绩差、注意力不集中、多动等。

(3)口腔颌面发育异常,如地包天、腺样体面容等。

(4)损害心血管系统,引起心肌炎、心律失常、心肌缺血等。

(5)导致身材发育异常,如瘦小或肥胖,体内代谢紊乱等。

4.小下颌与儿童打鼾有关吗?

小下颌是由于先天发育导致的咽腔骨性狭窄,也会引起打鼾。

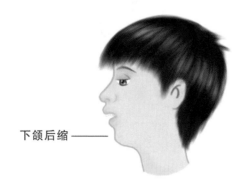

下颌后缩 ———

5.扁桃体发炎也会导致打鼾吗?

会,反复发炎的扁桃体增生旺盛,增生到一定程度会导致扁桃体肥大,导致咽腔狭窄,从而引起打鼾。此外,扁桃体反复发炎容易引起上呼吸道炎症,如鼻炎、鼻窦炎等,造成上气道阻塞引起打鼾。

6.什么是腺样体肥大?

腺样体是位于鼻腔后端的鼻咽顶壁和后壁交界处的淋巴组织,外形呈"橘瓣样"。腺样体一般 10 岁以后开始退化,但个别孩子成年后还存在腺样体也是有可能的。腺样体如果被各种原因导致的炎症反复刺激,会导致其增生肥大,并引起打鼾等一系列症状,称为腺样体肥大。

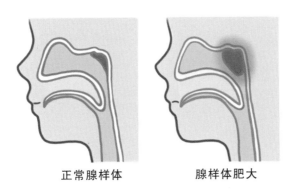

正常腺样体　　　　　腺样体肥大

7.扁桃体在口腔的什么位置?

扁桃体位于口咽两侧,"小舌头"两侧的腭舌弓与腭咽弓将其围在扁桃体窝内。

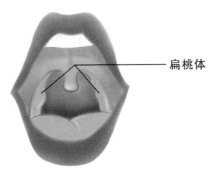

扁桃体

8.什么程度的扁桃体发炎需要做手术?

扁桃体表面的隐窝能够增大扁桃体与外界的接触面积,但这些隐窝也方便细菌藏匿,可引起扁桃体反复发炎,如果每年扁桃体炎发作 3 次以上或引起其他并发症如肾炎、心肌炎、银屑病等,就可以考虑切除扁桃体了。

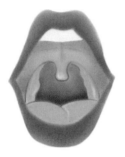 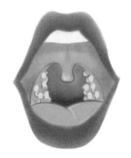

正常的扁桃体　　发炎的扁桃体

9.什么程度的腺样体肥大需要做手术?

腺样体肥大能够导致气道狭窄,影响睡眠时的呼吸,通过专业评估,其阻塞气道 70% 以上就可以考虑手术;有明显牙颌畸形及口呼吸的情况经过专业评估也可考虑手术。

10.儿童打鼾的治疗方法有哪些?

病程较短者可以通过调整睡姿、减重,或者药物治疗解决,若这些保守治疗(超过 3 个月)无效,可行腺样体扁桃体切除等手术治疗,后续也可以通过口腔正畸矫正腺样体面容。腺样体和扁桃体切除手术比较成熟,一般情况下完全切除以后是不会复发的。

目前最常用的手术方式是等离子辅助下的腺样体扁桃体切除术,属于一种微创手术。若患儿伴有鼻息肉、肿瘤和畸形等导致的鼻腔、口腔和喉腔狭窄,需要相关的手术解除狭窄。

11.口呼吸的孩子会变丑吗? 正畸可以矫正吗?

长期口呼吸的孩子会导致上切牙突出、开唇露齿、面部扁平、"地包天"等,最终出现腺样体面容。另外需要注意的是,口呼吸是因为孩子有上呼吸道阻塞的情况,用闭口贴不仅没有解除病因,还会加重孩子缺氧。

正畸可以解决部分颌面畸形,但如果单纯通过正畸而不解决腺样体扁桃体肥大这一根本问题,很难达到很好的治疗效果。

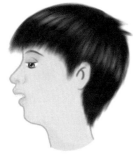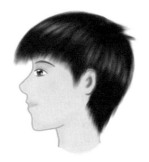

腺样体面容　　　　　　　　　　正常面容

12.腺样体切除后可以纠正腺样体面容吗?

处于生长发育期的孩子,通过腺样体切除、改变口呼吸的不良习惯,会慢慢恢复到正常的发育过程,配合正畸治疗,可以恢复正常面容。但口呼吸时间较长,且超过生长发育期的孩子,很难恢复正常面容。

13.患儿刚做完手术后还打鼾正常吗?

患儿刚做完手术还打鼾是正常的,手术部位的创面会有水肿反应,导致气道狭窄,甚至打鼾比术前更明显,这都是正常的。等水肿消退后,打鼾也会随之消失。

14.腺样体肥大与鼻炎和鼻窦炎有关吗?

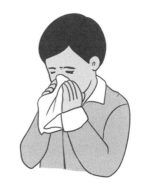

腺样体肥大与鼻炎和鼻窦炎有一定关系,它们可以相互影响,加重彼此的症状。腺样体肥大会引起孩子鼻炎、鼻窦炎的发生,具体表现为鼻塞、流黄脓涕;鼻炎、鼻窦炎的分泌物也会刺激腺样体导致增生。另外,腺样体肥大的儿童伴随尘螨等过敏的可能性更高,过敏性鼻炎的儿童由于过敏反应、黏膜水肿等也更容易导致腺样体肥大。

15.睡觉时磨牙与腺样体肥大有关吗?

孩子睡觉磨牙与腺样体肥大有一定关系,腺样体肥大引起的打鼾、憋气可导致大量觉醒发作,是引起磨牙的重要原因。

16.多动、注意力不集中与腺样体扁桃体肥大有关吗?

多动、注意力不集中与腺样体扁桃体肥大有关,主要是由于后者影响到了孩子睡眠时的呼吸,导致长期缺氧,从而出现多动、注意力不集中。手术后,睡眠时缺氧的情况得到了改善,发育恢复正常,多动、注意力不集中也会相应好转。

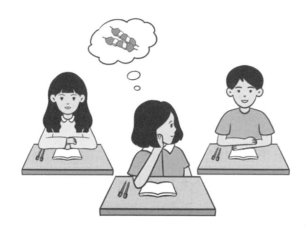

17.孩子长不高与睡觉时打鼾有关吗?

孩子长不高与打鼾有关系,孩子睡眠时上呼吸道的通气受到了影响,导致缺氧和睡眠不连续,深度睡眠减少,影响生长激素分泌,从而导致孩子长不高。

18.孩子听力下降与腺样体肥大有关系吗?

有部分听力下降和腺样体肥大是有关系的,肥大的腺样体会引起咽鼓管功能障碍,导致孩子患有分泌性中耳炎,进而影响听力,需要到医院就诊才能确定是否是该种情况。

由腺样体肥大引起的听力下降,且病程较短的孩子,做了腺样体切除手术后,听力是可以改善甚至恢复的;但如果病程较长,单纯做腺样体手术对听力改善的效果可能不会很好,可能需要加做鼓膜置管手术。

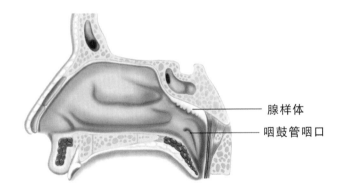

腺样体

咽鼓管咽口

19.孩子经常尿床与打鼾有关系吗?

孩子经常尿床与打鼾有一定关系,主要与打鼾憋气引起的觉醒阈值增加、对膀胱压力反应减弱、抗利尿激素释放异常等有关。

20.腺样体和扁桃体肥大可以预防吗?

它是可以预防的,主要通过预防上呼吸道感染、注意健康饮食、锻炼身体、提高免疫力等来预防腺样体和扁桃体肥大。

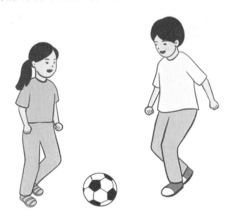

21.扁桃体切除后会影响免疫功能吗?

扁桃体切除后短期内免疫力会稍微下降,但 3～6 个月后免疫力就会恢复到和术前一样,不必过于紧张。如果扁桃体经常发炎,这属于病灶扁桃体的一种,保留反倒会影响免疫功能。

22.为什么腺样体扁桃体肥大的孩子总是清嗓子?

肥大的腺样体扁桃体会产生一些分泌物,这些分泌物刺激咽腔就会引发孩子清嗓子、咳嗽等行为。

23.怀疑腺样体肥大要做哪些检查?

怀疑腺样体肥大,可以根据年龄等具体情况行腺样体侧位片、电子鼻咽镜或鼻咽 CT 等检查。确定为腺样体肥大后,可以做睡眠呼吸监测以判断孩子睡眠时缺氧情况及严重程度。

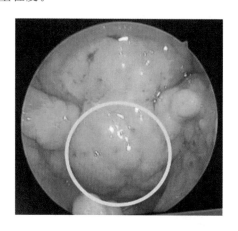

24.可否只切除腺样体,不切扁桃体?

腺样体肥大的孩子如果伴有扁桃体肥大,建议将肥大的扁桃体一并处理,这样可以达到良好的治疗效果,如果不切除扁桃体,可能通气改善的效果不是很理想;如果扁桃体不大,可以暂时只切除腺样体,术后注意预防上呼吸道感染,防止扁桃体代偿性增生肥大。

25.腺样体扁桃体手术有年龄限制吗?

腺样体、扁桃体肥大与孩子的睡眠、发育息息相关,一旦发现,应尽早就医,如果拖延过久,会严重影响孩子的发育,甚至出现腺样体面容、注意力不集中等并发症。所以没有明确的年龄限制,一般 3 岁以上可以考虑手术,但是如果扁桃体或者腺样体肥大严重影响了孩子的呼吸并且有严重并发症,年龄可以适当放宽。

26.扁桃体切除后,以后生病会不会"攻"到肺里?

人体的免疫系统很强大,仅口咽部来说,除了扁桃体之外还有其他的免疫组织像咽侧索、舌扁桃体、淋巴结等发挥作用,加之气管及肺部的黏膜免疫等共同形成一道道的免疫屏障,所以扁桃体切除后,细菌和病毒也不会直接"攻"到肺里。

27.为什么现在这么多孩子患有腺样体或扁桃体肥大?

由于生活方式的改变,现在大多孩子都存在缺乏锻炼、饮食不合理及气道过敏等情况,这都是引起腺样体扁桃体肥大的主要原因。家长们对该病的重视也是腺样体扁桃体肥大知晓率高的原因。

28.腺样体和扁桃体切除术后需要注意什么?

由于手术部位的特殊性,腺样体手术后,应尽量保持周边环境湿润,避免洗鼻、擤鼻等操作;扁桃体手术后,要注意饮食,术后要吃冷流质食物,第二天至半月内,应为半流质饮食;避免剧烈运动、嘶喊等。

（王岩　李延忠　邹娟娟）

成人睡眠呼吸障碍

1.为什么睡觉时会打鼾?

打鼾是睡觉时,气流不能顺利通过呼吸道,冲击咽部的黏膜以及表面的分泌物,所产生的声音,打鼾提示气道不通畅,应尽早就医。

打鼾的原因主要是气道的狭窄,因此可以引起气道狭窄的原因都可能引起打鼾,如鼻中隔偏曲、鼻甲肥大、鼻息肉、软腭低垂、悬雍垂过长、扁桃体肥大、舌体肥大、舌根后坠等,过度劳累、吸烟、饮酒等也是引起打鼾憋气的重要原因。

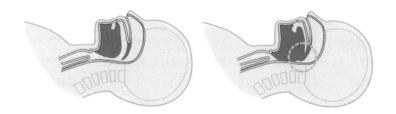

2.什么样的打鼾最危险?

"一直打着鼾,突然鼾声没了,过了一会儿又开始打鼾。"这种伴有呼吸暂停的打鼾是最危险的,需要及时到医院行睡眠监测检查。

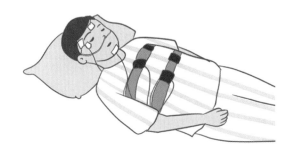

3.打鼾需要治疗吗?

如果只是短暂性的打鼾,可能是由于睡觉姿势不当引起的,如果时间较长,调整姿势后依旧打鼾,甚至有憋气、呼吸暂停的情况,需要及时到医院就诊。

4.什么是睡眠呼吸暂停?

睡眠呼吸暂停是由于睡眠时上气道反复部分或者全部塌陷,导致气道狭窄出现打鼾甚至呼吸暂停,长期可引起睡眠结构紊乱、白天嗜睡、注意力不集中等,可致高血压、糖尿病、心脏病等多种并发症。

5.带有睡眠监测功能的手环可以判断是否患有呼吸暂停吗?

市面带有睡眠监测功能的手环仅能初步判断睡眠呼吸情况,提供的信息较少,不能替代专业的睡眠呼吸监测。

6.哪种面型的人容易打鼾?

肥胖、颈围大,或者伴有小下颌面型的人容易打鼾甚至憋气。

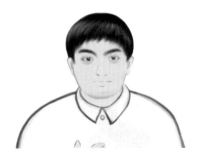

7.打鼾与肥胖有关吗?

打鼾与肥胖有关,肥胖的人更容易出现打鼾,与肥胖导致的咽部脂肪堆积及神经肌肉调控减弱有关,减重可以在一定程度上改善打鼾。

8.嗜睡、记忆力减退与打鼾有关吗?

嗜睡、记忆力减退与打鼾憋气有关。患者由于夜间频繁低氧、频繁觉醒,睡眠结构紊乱,睡眠质量差,白天就容易嗜睡;长期缺氧也可导致记忆力减退。

9.咽炎与打鼾有关系吗?

咽炎与打鼾也是有一定关系的,打鼾时经一夜张口呼吸,晨起口腔会比较干燥,容易引起咽炎。

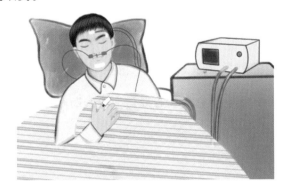

10.白天头晕乏力与打鼾憋气有关吗?

打鼾的人群白天更容易出现头晕乏力,主要与夜间反复的大脑缺氧、睡眠质量差有关。

11.打鼾都有什么危害?

打鼾会引起高血压、糖尿病、心血管疾病、记忆力减退甚至阿尔茨海默病等多系统、多器官问题,严重者可导致猝死。

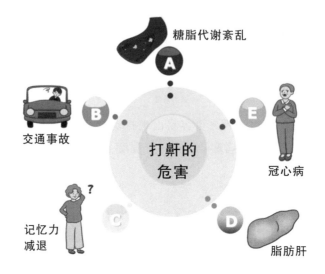

12.做睡眠呼吸监测要在医院住一晚吗? 有什么注意事项?

最标准的睡眠呼吸监测,即多导睡眠监测,是需要在医院的睡眠监测室进行的。患者在监测前要避免过度劳累、饮酒、喝碳酸饮料、服用安眠药等,还需保证足够的监测时间,这样监测出来的结果是最准确的。

13.什么类型的患者可以进行手术治疗?

积极行保守治疗后,仍存在打鼾且经过专业判断存在手术指征的人可以考虑手术治疗。

14.打鼾有哪些治疗手段?

打鼾的治疗手段较多,一般治疗有锻炼、减重、戒烟酒、侧卧睡眠、养成良好的睡眠及生活习惯、白天避免过度劳累等;专业治疗有无创气道正压通气、佩戴口腔矫治器、行耳鼻喉相关手术治疗(如悬雍垂-软腭-咽成形术、鼻中隔偏曲矫正术、鼻甲部分切除术、舌根等离子消融术等)等。

15.什么情况需要戴呼吸机?

减重或者其他治疗失败,以及无法耐受手术、年龄较大者更适合佩戴呼吸机。

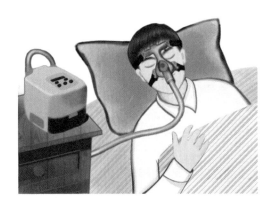

16.戴呼吸机能逐渐脱机吗?

患者只有在佩戴呼吸机时才能改善打鼾,不戴时不具有治疗效果,理论上不能脱机。

17.孕妇打鼾需要治疗吗?

孕妇如果只是单纯打鼾,而没有憋气的情况,可以通过避免劳累等改善打鼾,分娩后也能减轻;若经睡眠呼吸监测检查存在憋气的情况,可以戴呼吸机进行治疗。

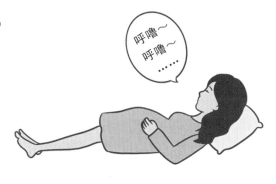

18.为什么年龄大的人更容易出现打鼾?

年龄大的人更容易打鼾的主要原因是神经对肌肉的调控变差,使睡眠时上气道的肌肉更容易塌陷。另外,年龄较大者黏膜松弛下垂导致咽腔狭窄也是一个重要原因。

19.为什么绝经后的妇女打鼾更厉害了?

绝经后由于激素水平的改变,以及绝经后妇女更容易肥胖,所以更容易出现打鼾憋气。

20.吸氧可以治疗打鼾吗?

睡眠时吸氧可以一定程度改善打鼾引起的低氧血症,但对于打鼾的患者来说,气道是阻塞的,吸入的氧气也无法通过,因此效果有限,高流量氧疗对憋气可能有一定的治疗效果。

21.为什么饮酒后会加重打鼾?

因为酒精可以扩张血管,造成鼻腔黏膜充血,并且影响神经对肌肉的调控,导致出现舌根后坠等情况,所以饮酒后睡觉的时候容易出现打鼾。

22.吸烟会加重打鼾吗?

烟里面的有害物质会刺激呼吸道黏膜,尤其是鼻腔及口腔黏膜,容易诱发炎症反应,导致长期吸烟者出现鼻腔黏膜充血、鼻甲增生肥大、咽部不适等,造成鼻炎、咽炎,引起打鼾憋气。

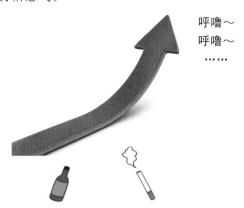

呼噜~
呼噜~
……

23.为什么男性打鼾者比女性多?

这主要与以下几个因素有关:吸烟、饮酒者男性占大多数;男性向心性肥胖的发生率较高,影响肺容积;女性激素对打鼾憋气有一定的保护作用;男性气道更长、更不稳定。所以男性相对于女性打鼾更常见。

24.为什么侧睡时打鼾憋气会减轻?

侧卧位睡眠时可以减轻咽腔软组织由于重力以及舌根后坠引起的咽腔狭窄,所以侧睡会改善打鼾憋气。

25.运动能够减轻打鼾憋气的症状吗?

长期适度运动对于控制体重、减轻打鼾憋气是有帮助的,但短期过度运动导致劳累也会加重打鼾憋气。

26.止鼾枕是什么原理? 有效果吗?

止鼾枕是由枕头、控制盒、App构成的一套睡眠止鼾系统,主要通过枕头内置的气囊及声音、压力传感器发挥作用。打鼾时,声音传感器通过采集和分析,判定为鼾声后,压力传感器会识别头部位置,枕头自动为气囊充气,推动打鼾者头部位置移动,对于打鼾憋气有一定帮助。

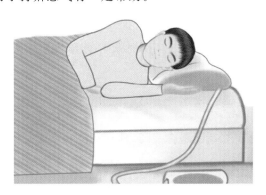

27.服用褪黑素能够改善打鼾吗?

服用褪黑素不能有效地改善打鼾憋气,因为褪黑素主要是用来调节睡眠结构的,引起睡眠紊乱的病因没有得到真正的解决,所以效果是有限的。

28.坚持吹奏乐器能减轻打鼾憋气吗?

经常吹奏乐器,可以锻炼上呼吸道肌肉,能在一定程度上扩张气道,改善打鼾。

29.鼻炎与打鼾有关系吗?

鼻炎与打鼾有关系,鼻炎引起的鼻塞会导致呼吸道通气不畅,也是打鼾的一个重要原因。

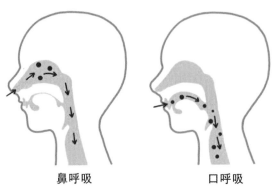

鼻呼吸　　　　　　　　口呼吸

30.鼻子和口腔都阻塞时可以一起手术吗?

鼻子和口腔都阻塞时一般不建议同时手术,因为人主要通过鼻腔和口腔呼吸,手术后创面会水肿,鼻腔和口腔同时水肿会导致上呼吸道阻塞,影响正常呼吸。

31.打鼾与遗传有关吗?

有研究表明,打鼾与基因是有关的,具有一定的家族遗传性。

32.打鼾的人更容易衰老吗?

打鼾者由于长时间缺氧、睡眠节律紊乱,以及人体的各个组织器官都处于缺氧状态,人也更容易衰老。

33.服用安眠药会改善打鼾憋气的症状吗?

服用安眠药不能改善打鼾憋气,反而可能影响神经调控加重打鼾憋气,禁用。

34.为什么打鼾的人不会把自己吵醒?

因为打鼾的时候人同时处在睡眠期,大脑的神经中枢正处于相对放松状态,所以一般不会被自己吵醒。此外,有的人已经逐渐适应了自己的鼾声,所以也不会被自己吵醒。

35.为什么说打鼾不但是一个医学问题同时也是一个社会问题?

打鼾不仅是个人的健康问题,更是一个社会问题,首先它会影响同屋其他人的睡眠。其次,它直接影响到一个人的生活质量,影响患者的情绪,进而影响周边同事的工作环境。另外,打鼾导致的嗜睡、注意力不集中,更容易引发各种安全事故,降低工作效率,加重阿尔茨海默病发病,所以也是一种社会问题。

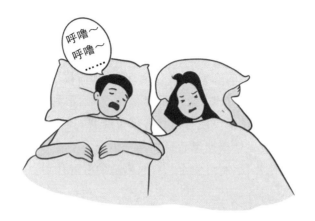

（王岩　李延忠　邹娟娟）

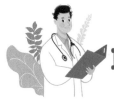

耳鼻喉科手术中的麻醉问题

1.耳鼻喉科手术中常见的麻醉方法有哪些?

耳鼻喉科手术中常见的麻醉方法有全身麻醉(简称"全麻")及局部麻醉两种。全身麻醉时患者意识消失,全身肌肉松弛,体验不到疼痛,也就是常说的"睡着状态"。局部麻醉是指仅使身体某些部位麻醉,其他部位不受影响。具体采取哪种麻醉方式,医生会根据患者身体基本情况及手术要求,同时结合医生、患者及家属的意见或建议,制订安全、有效、舒适的麻醉计划。

2.全麻手术前为什么要禁食?

全麻手术前患者要禁食,是因为如果患者胃内有食物,在麻醉状态下食物有可能会反流到食管,甚至进入气管或肺内,这些均可导致严重的后果,如肺炎、气管异物、气管堵塞、窒息甚至死亡。如果术前必须口服某些药物,医生会指导患者如何用最少量的水服下。

目前,随着医疗技术的发展,禁食时间如下:①不含渣液体,比如水、咖啡(不加奶)、饮料、不含果肉的果汁,可在术前 2 小时停止进食。②轻食,比如稀饭、一片面包加牛奶,可以在术前 6 小时停止进食。③难消化食物,比如油炸食物、高油脂食物、肉类等,需要在术前 8 小时停止进食。

3.全身麻醉后孩子的智力会受影响吗?

权威专家指出,在 3 岁以下儿童或在怀孕最后 3 个月的妇女中,重复应用或长时间使用全身麻醉或镇静药物,可能会影响儿童大脑的发育,而短时间、不频繁、正常麻醉深度的全身麻醉,不会影响婴幼儿智力和神经系统的功能。现代麻醉采用的全身麻醉药均是对人体影响较小的药物,正常药量下不会对身体造成严重损害,手术结束后即可经人体代谢完全排出。对于 3 岁以内,非做不可的手术,只要不是多次手术、手术时间不超过 3 个小时,那么,全身麻醉对儿童的智力几乎没有影响。

4.全身麻醉会对身体造成伤害吗?

麻醉药经吸入或注射进入患者体内,使手术患者的大脑暂时受到抑制,表现为失去意识,全身不感疼痛,而这种现象是可以恢复和可以控制的。实践证明,全身麻醉药不会对成人智力和记忆有长期影响。麻醉后,患者可能会有短暂、轻微的不适,如恶心、呕吐、咽喉痛、头晕、嗜睡等,多数能在数小时或一两天内完全消失。目前,医院的全身麻醉占到所有麻醉比例的 70％左右。

5.麻醉手术前为什么需要戒烟?

烟草对人体的心、肺、脑、肝等器官均可能产生不同程度的影响,有时甚至会影响手术中药物的药效。麻醉医生询问吸烟情况的主要目的是间接了解患者的肺功能情况。通常情况下,手术前 12 小时戒烟能减少患者体内尼古丁含量,改善血液输送氧气的能力,增加患者血液中的氧气含量。术前更长时间的戒烟(至少 2 周),能改善肺部功能,减少痰液的生成,降低术后肺炎、肺不张等并发症的发生率。因此,最好术前 2 周就开始戒烟。

6.耳鼻喉科手术麻醉有哪些风险?

所有的麻醉与手术都是存在风险的,风险的大小由患者身体的基本情况、肿瘤的大小、手术方式等多种因素决定。耳鼻喉科手术中,存在心脏、脑、血管、肺部疾病的患者,肥胖患者、婴幼儿、老年人、孕产妇均是麻醉的高风险群体。手术前后可能出现因麻醉过程导致的呼吸道损伤、口唇擦伤、牙齿脱落、胃内食物倒流呛入喉及气管、心脑血管意外、麻醉药物过敏、手术后苏醒时间延长等。当然,经过麻醉医生与患者的充分沟通及良好的术前准备,术中对患者精准的麻醉管理,麻醉风险是可以明显降低以及可控的。

（金敏　冯昕）

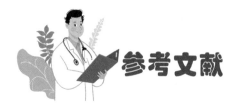

1.李兴启,王秋菊.听觉诱发反应及应用[M].北京:人民军医出版社,2015.

2.王启华.实用耳鼻咽喉头颈外科解剖学[M].北京:人民卫生出版社,2010.

3.王永华.实用助听器学[M].浙江:浙江科学技术出版社,2011.

4.吴皓,黄治物.新生儿听力筛查[M].北京:人民卫生出版社,2014.

5.张华.听力师职业资格考试培训教材[M].北京:人民卫生出版社,2019.

6.葛冬莹.分泌性中耳炎病因与治疗新进展[J].中外医学研究,2018,16(3):178-180.

7.侯艳梅.小儿负压鼻腔冲洗在儿科的应用[J].航空航天医学杂志,2023,34(6):663-665.

8.江腰香,宋江枫,王叶,等.纯音听阈测定影响因素的调查分析[J].公共卫生与预防医学,2021,32(3):130-133.

9.李蓓,潘庆春,张静.声导抗咽鼓管功能检测在分泌性中耳炎诊疗中的应用[J].中国听力语言康复科学杂志,2018,16(6):441-444.

10.李富德,陈家萍,梁瑞敏,等.纯音听阈检查中的误诊问题及其对策[J].中国中西医结合耳鼻咽喉科杂志,2002(2):80-81.

11.李璐.声导抗测试对分泌性中耳炎的诊断价值[J].中国社区医师,2019,35(16):93-94.

12.李娜.分泌性中耳炎的病因及治疗综述[J].继续医学教育,2021,35(8):86-87.

13.李庆亮,吕芸,张玥钰,等.咽鼓管功能障碍评价方法及治疗相关研究进展[J].中国医学文摘(耳鼻咽喉科学),2022,37(3):110-114.

14.林颖,王锦玲,孙菲,等.波动性低频感音神经性耳聋[J].临床耳鼻咽喉头颈外科杂志,2018,32(6):474-476.

15.任丹丹,董理权,孙雯,等.国际助听器验配标准介绍[J].中国听力语言康复科学杂志,2020,102:380-382.

16.王文朋,黄云彪,李钢,等.2019年上海某区噪声暴露工人高频听力损失及其影响因素分析[J].工业卫生与职业病,2022,48(2):110-113.

17.魏东敏,李文明,曹晟达,等.声门上型喉癌184例手术治疗分析[J].中华耳鼻咽喉头颈外科杂志,2019,54(5):334-338.

18.吴炜翰,刘淑娟.鼓室声导抗测试用于儿童听力筛查的效果分析[J].保健医学研究与实践,2022,19(1):64-67.

19.袁浩展,栾卫红,金光裕,等.鼻内窥镜手术治疗鼻腔鼻窦肿瘤临床观察[J].现代中西医结合杂志,2013,22(24):2663-2664.

20.张烽,张勇,陈伟,等.同期行鼻内镜下鼻中隔矫正术联合鼻骨复位对鼻骨骨折患者鼻腔结构及功能的影响[J].河北医药,2023,45(21):3293-3296.

21.中国儿童OSA诊断与治疗指南制订工作组,中华医学会耳鼻咽喉头颈外科学分会小儿学组,中华医学会儿科学分会呼吸学组,等.中国儿童阻塞性睡眠呼吸暂停诊断与治疗指南(2020)[J].中华耳鼻咽喉头颈外科杂志,2020,55(8):729-747.

22.中国医师协会睡眠医学专业委员会.成人阻塞性睡眠呼吸暂停多学科诊疗指南[J].中华医学杂志,2018,98(24):1902-1914.

23.中华耳鼻咽喉头颈外科杂志编辑委员会鼻科组,中华医学会耳鼻咽喉头颈外科学分会鼻科学组.中国变应性鼻炎诊断和治疗指南(2022年,修订版)[J].中华耳鼻咽喉头颈外科杂志,2022,57(2):106-129.

24.中华耳鼻咽喉头颈外科杂志编辑委员会鼻科组,中华医学会耳鼻咽喉头颈外科学分会鼻科学组.中国慢性鼻窦炎诊断和治疗指南(2018)[J].中华耳鼻咽喉头颈外科杂志,2019,54(2):81-100.

25.中华耳鼻咽喉头颈外科杂志编辑委员会头颈外科组,中华医学会耳鼻咽喉头颈外科学分会头颈外科学组.下咽癌外科手术及综合治疗专家共识[J].中华耳鼻咽喉头颈外科杂志,2017,52(1):16-24.

26.中华耳鼻咽喉头颈外科杂志编辑委员会咽喉组,中华耳鼻咽喉头颈外科杂志编辑委员会头颈外科组,中华医学会耳鼻咽喉头颈外科学分会咽喉学组,等.咽喉内镜检查专家共识(2021)[J].中华耳鼻咽喉头颈外科杂志,2021,56(11):1137-1143.

27.中华耳鼻咽喉头颈外科杂志编辑委员会咽喉组,中华医学会耳鼻咽喉头颈外科学分会嗓音学组,中华医学会耳鼻咽喉头颈外科学分会咽喉学组,等.喉白斑诊断与治疗专家共识［J］. 中华耳鼻咽喉头颈外科杂志,2018,53(8):564-569.

28.中华耳鼻咽喉头颈外科杂志编辑委员会咽喉组,中华医学会耳鼻咽喉头颈外科学分会咽喉学组,中华医学会耳鼻咽喉头颈外科学分会嗓音学组. 咽喉反流性疾病诊断与治疗专家共识(2022 年,修订版)［J］. 中华耳鼻咽喉头颈外科杂志,2022,57(10):1149-1172.

29.阻塞性睡眠呼吸暂停合并代谢综合征诊疗专家共识组. 阻塞性睡眠呼吸暂停合并代谢综合征诊疗专家共识(2022)［J］. 中华耳鼻咽喉头颈外科杂志,2023,58(2):99-110.

30.Mok M, Galvin K L, Dowell R C, et al. Speech perception benefit for children with a cochlear implant and a hearing aid in opposite ears and children with bilateral cochlear implants［J］. Audiol Neurotol, 2010, 15:44.

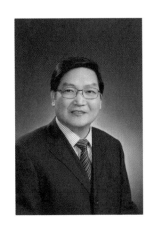

跋 健康科普——开启百姓健康之门的"金钥匙"

　　从医三十多年,每天面对那么多患者,我在工作之余常常思考,如何让人不生病、少生病,生病后早诊断、早治疗、早康复。这样既能使人少受病痛折磨,又能减少医疗费用,还能节约有限的医疗卫生资源。对广大医者而言,如此重任,责无旁贷。

　　《黄帝内经》说,上医治未病、中医治欲病、下医治已病。老子曾说:"为之于未有,治之于未乱。"这些都说明了疾病预防的重要性。

　　做医学科普有重要意义,是一件利国利民、惠及百姓的大事。在大健康时代,医者不仅要掌握精湛的医术,为患者治病,助患者康复,还应该积极投身健康科普事业,宣传和普及医学知识,引导大众重视疾病的预防,及早诊断和规范治疗。因此,近年来我逐步重视科普工作。

　　记得小时候,每每遇到科学上的困惑,我就去翻"十万个为什么"这套书,从中寻找答案。那么,百姓对身体健康产生疑问,有无探寻答案的去处?在多年的临床工作中,我常常碰到患者对疾病一知半解或存在误解的情况。我心里很清楚,患者就医之前往往会先上网搜索,可是网上的信息鱼龙混杂,不少内容缺乏科学性、权威性,患者被误导的情况时有发生。当患者遇到困惑时,能否从权威的医学科普书籍中找到答案?我曾广泛查阅,了解到有关医学科普方面的书籍虽然种类繁多,但良莠不齐,尤其成规模、成系统的丛书更是鲜见,于是,我萌发了编写本丛书的想法,并为这套书取名"医万个为什么——全民大健康医学科普丛书","医"与"一"同音,一语双关,"全民大健康"是我们共同的心愿和目标。

朝斯夕斯,念兹在兹。我多方征求相关专家意见,反复酝酿,最终达成一致意见,大家都认为很有必要编写一套权威的健康科普丛书,为百姓答疑解惑。一个时代,有一个时代的使命;一代医者,有一代医者的担当。历经一整年的精心策划和编写,"医万个为什么——全民大健康医学科普丛书"终于付梓了。大专家写小科普,这套书是齐鲁名医多年从医经历中答患者之问的精华集锦,是对百姓健康的守护,也是对开启百姓健康之门的无限敬意。

物有甘苦,尝之者识;道有夷险,履之者知。再伟大的科学家也有进行科普宣传的责任。"医万个为什么——全民大健康医学科普丛书"要做的就是为百姓答疑解惑、防病治病,让医学科普流行起来。

丛书编纂毫无疑问是个复杂的系统工程,自 2021 年提出构想后,可谓一呼百应,医学专家应者云集。仅仅不到一年的时间,我们集齐了近千名作者,不舍昼夜努力,撰写完成卷帙浩繁、数百万字的书稿,体现了齐鲁医者的大使命、大担当、大情怀。图书是集权威性、科普性、实用性以及趣味性为一体的医学科普精粹,对百姓健康来说极具实用价值,也是落实党的二十大报告"把保障人民健康放在优先发展的战略位置,完善人民健康促进政策"的医学创举。

在图书编写过程中,我们着力做到了以下两点:

一是邀请名医大家执笔。山东省研究型医院协会自成立起,就在学术交流、人才培养、科技创新、成果转化、服务政府和健康科普教育等方面做出了一定的成绩,尤其在健康科普方面积累了丰富经验,并打造了一支高水平的科普专家团队。本套丛书邀请的都是相关专业的名医作分册主编,高标准把关。由于医学专业术语晦涩难懂,如何做到深入浅出、通俗易懂,既能讲明医学知识又符合传播规律是摆在我们面前的难题。有些大专家学识渊博且有科普热情,不过用语太过专业;年轻医生熟悉互联网传播特点,但专业的深度有时候略显不足。所以我们采用"新老搭配"的方法,在内容和语言风格上下功夫,力求呈现在读者面前的内容"一看就懂,一学就会"。

二是创新传播形式。我们邀请专业人士高标准录制音频,把全书内容分章节以二维码的形式附在纸质图书上,以视听结合的方式呈现,为传统科普注入新鲜活力。二维码与纸质科普图书结合,让读者随时扫码即可聆听,又能最大限度拓展纸质科普书的内容维度,实现更广泛的科普,让"每个人是自己健康第一责任人"的宗旨践行得更实、更深入人心,无远弗届!

有鉴于此,我要以一位老医学工作者、医学科普拥趸者的身份衷心感谢和赞佩以专家学者为首的作者队伍的倾情付出。

还要特别感谢张运院士、宁光院士为本丛书撰文作序,并向为图书出版付出心力的编辑以及无数幕后人的耕耘和努力表示衷心感谢,向你们每一个人致敬!

念念不忘,必有回响。衷心希望"医万个为什么——全民大健康医学科普丛书"能为千家万户送去健康,惠及你我他,为健康中国建设助力。

山东省研究型医院协会会长 胡三元

2023 年 5 月

胡三元,医学博士,二级教授,主任医师。原山东大学齐鲁医院副院长、山东第一医科大学第一附属医院院长。现任山东大学齐鲁医院、山东第一医科大学第一附属医院普通外科学学术带头人、山东大学特聘教授、山东大学和山东第一医科大学博士研究生导师;山东省"泰山学者"特聘教授、卫生部和山东省有突出贡献中青年专家、山东省医学领军人才,享受国务院政府特殊津贴。

对中国腔镜技术在外科领域特别是肝胆胰脾外科中的创新应用与规范推广、"腹腔镜袖状胃切除术＋全程化管理"治疗肥胖症与 2 型糖尿病体系的建立和国产腔镜手术机器人的研发做出了突出贡献。荣获国家科技进步二等奖、中华医学科技奖一等奖、山东省科技进步一等奖等 10 余项科技奖励。

主要社会兼职:中国医师协会外科医师分会副会长;中华医学会外科学分会委员、腹腔镜内镜外科学组副组长;中华医学会肿瘤学分会委员;中国研究型医院学会微创外科学专业委员会主任委员;中国医药教育协会代谢病学专业委员会主任委员;中国医学装备协会智能装备技术分会会长;山东省医学会副会长、外科学分会主任委员;山东省医师协会腔镜外科医师分会主任委员;山东省研究型医院协会会长。